看见自己
成为母亲

围产期心理支持工具书

谢菲◎著

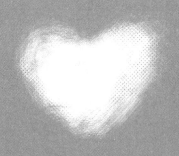

中国工人出版社

图书在版编目（CIP）数据

看见自己 成为母亲：围产期心理支持工具书 / 谢菲著. —北京：
中国工人出版社，2023.11
ISBN 978-7-5008-8311-1

Ⅰ.①看… Ⅱ.①谢… Ⅲ.①围产期 – 心理健康 Ⅳ.①R714.7

中国国家版本馆CIP数据核字（2023）第244761号

看见自己 成为母亲：围产期心理支持工具书

出 版 人	董 宽
责 任 编 辑	魏 可
责 任 校 对	张 彦
责 任 印 制	栾征宇
出 版 发 行	中国工人出版社
地 址	北京市东城区鼓楼外大街45号 邮编：100120
网 址	http://www.wp-china.com
电 话	（010）62005043（总编室）
	（010）62005039（印制管理中心）
	（010）62379038（社科文艺分社）
发 行 热 线	（010）82029051 62383056
经 销	各地书店
印 刷	三河市东方印刷有限公司
开 本	710毫米×1000毫米 1/16
印 张	19
字 数	245千字
版 次	2024年2月第1版 2024年2月第1次印刷
定 价	68.00元

前言

2015 年，我撰写并出版了科普图书《孕期不焦虑 产后不抑郁——我的孕产期心理陪伴书》，我的编辑告诉我说市场反响很不错，加印了数次。之后这些年持续不断有我的学生、同行甚至陌生的读者，会通过我的个人公众号或是微信，带给我来自全国各地温暖的读后反馈。也许是一张照片，也许是一段心得，也许是一个截屏画面，字里行间是满满的认可与肯定。

时隔 8 年之后，在这个令人滋养的领域里，我已经扎根了 13 年，对生命探索的热情从未止息，在向内自我成长的同时也在向外专业升级。长年不间断在心理学专业领域的学习、训练和督导，基于对围产期心理健康领域的持续深入和在一线大量的干预实践，都在不断扩展我的专业思维、视野和行动力。最令我自豪的事莫过于，完成了我多年向往的学术组织美国产前和围产期心理与健康协会（APPPAH）一套研究生级别的专业培训，并以全 A 的成绩获得了产前和围产期心理教育者（PPNE）的身份。在丰沛且严谨的循证研究的沃土之中，在遍布各个国家共同推进这一事业的全球网络的支持下，都更让我有"迭代过去"的动力，并激励我再次动笔写这本书。

在本书写作的过程中，我的脑海中总会浮现出各种各样的画面：我陪伴过的从艰难备孕到如愿成为母亲的历经坎坷的她，我支持过的稳稳走过孕期与宝贝如期相遇幸福的她，我咨询过的在产后卷入抑郁无法享受新身份绝望的她……也不乏一些妻子处于孕期或产后的男士们在生育压力之下吐露的脆弱和泪水……这一切都让我深深认识到，对女性在围产期的心理健康知识的传播和心理健康干预与护理，看起来似乎是"生育阶段女性的特殊关照"，实则关乎全人类和整个社会的福祉。

特别是亲历了新冠肺炎疫情肆虐全球之后，我们都开始学会敬畏生命，甚至愿意重新理解那些看不到却足以摧毁世界的微观力量。换句话说，健康的生命始于我们每个人的生育健康护理的理念中，很多陈旧概念早已不适合新的时代甚至不符合生命进化逻辑了，取而代之的是具有前瞻、整合和系统的新范式和方法论：在现象学的维度去探索女性面对生育的各种选择和态度，从心理学的维度去倾听女性想做母亲与怕做母亲的内心冲突，从生物学和医学的维度去评估如何生育或何时生育的多样化选择，从社会学的角度去建构女性在生育事件中从生理到心理再到社会适应性的角色发展力。

因此，我也将这本书定位在21世纪新一代女性在成为"母亲"时，需要升级的硬核生育观，甚至我还与我的编辑讨论，这本书的性质更像一本生育避险指南，相当于在生育这一段人生特别又特殊的旅途上的引路书。尽管可能会有风险发生，但依然可以明明白白、清清楚楚地知道自己为什么要做，要怎么做，做了之后的结果——只有知情权才有决策权。因此，在章节上我也明确地划分了四个阶段的时间轴，每个阶段都会罗列出具体的风险事件，并且还提供配套的评估工具或规划建议，使读者在阅读或使用的过程中可以方便地按阶段选择使用。

在多种场合，我都会反复澄清"围产期"的概念，以免混淆。在我国的产科学中对围产期的临床概念主要指的是从怀孕28周到产后一周。而本书的内容和框架均是基于产前和围产期心理学这个专业学科的语境之下建构的，同时还结合了美国《精神障碍分类与诊断标准手册》中对"围产期"在临床时间上的划分，特指从妊娠开始到产后12个月。

想专门强调的是，可以通过这本书受益的人绝非只有处于生育周期中的女性。在设计内容框架和逻辑时，我也考虑了众多的为母婴群体服务的专业人士。无论是哪种形式的母婴服务工作者，如果你拥有并深入学习过围产期心理健康的知识，将会更理解你面前的母亲曾经历过什么、正在经历什么以及在下一个阶段还可能经历什么，那么这对于你专业的护理技能而言，就是一种情感润滑剂。新手妈妈们因为被你看到、被你理解而更信任你的支持，你不仅可以为她和宝宝的健康护理结局提供良好的循证支持，还有机会带她们获得更全面的身心整合的干预策略和效果。简单地说，如果能让一位女性在打算怀孕的时候就认识到心理护理的重要性，那么她可能会从备孕阶段就关注心理健康，在受孕效果、妊娠体验、分娩结局以及产后抑郁预防上都可以持续收获良好的身心体验。总而言之，在生育周期中接受持续性的心理护理，是可以通过温和的心理支持建立信任的纽带，然后逐步深入：影响一位妈妈，影响一个家庭，影响三代人的健康。

万物始于微而后成。

在十年前，很多人并不看好我所从事的事业劝我转行。他们说："心理这个玩意儿看不到也摸不着，做些更踏实点儿的事不好吗……"我的确也一度为此困顿和动摇。不得不说，时间不仅是最好的老师也是最好的魔术师——十多年后，在心理学的学习和探索中我成为更好的自己，找到了终生为之投入的事业，有机会为自己的专业领域发声，尽己所能去传播专业的知识并让更多的人受益。如果把生命比作一根蜡烛，我期待自己生命的微光能够在勤奋和努力的浇灌下多照亮一微米或一毫米，有机会照亮一个人，又一个人；影响一个生命，又一个生命。

带着这样的一种渴望，在写这本书的时候，我也充分感受到"贪婪"带来的痛苦，作为一本定位于围产期心理健康的科普书，我的编辑站在用户体验的角度上非常强调内容的易懂性和应用性，这一方面考验我在文字上的驾驭能力，要生动流畅又好读；另一方面还考验我在实践方面的灵活性，保证设计的实操内容要可用、实用和好用。同时，作为内容输出者，我要守住的是专业内容在逻辑上的通洽和结论上的循证，严谨和中立地表达——这绝对是现代科普图书作者共同面对的挑战。脑袋里装着这些需求框架，我在写作的过程中反复提示自己不要把这本书写成惊悚小说或是学术论文。当然，我依然还是对书中呈现的很多重要的结论和研究进行了梳理，并在最后一部分提供了资源目录以供参考。必须承认的是，书中并未呈现所有的参考资源，因为属实太多了。如果在阅读的过程中对任何部分想深度探索交流或是想获得相关的文献资源，请务必联系我，我非常乐意与你分享更多。同时更期待得到前辈们的指点和同行们的建议，我深知只有持续突破局限才是快速成长的黄金路径。

尽管我想尽可能用深入浅出或是轻松的表达来叙述对于每位母亲而言很重要的事情。然而，文不尽言，言不尽意，很多思路一写出来似乎依然难免会有些许的枯燥或乏味，这也让我坚定要继续训练自己在文字输出上的能力。在这本书中有很多的场景与交流，常常会令我们发自内心地产生共鸣，甚至会觉得就是我们身边的一个朋友，对此，我想说的是，在反复的编辑和审校中，我已经通过隐去、替换以及适当修饰的方法，让文中呈现的所有案例和咨询对话保持伦理的界限和安全。

在本书内容设计的过程中，通过与编辑的反复交流和碰撞，我们共同设计了完美呼应围产期心理健康领域的重点资源模块——围产期的社会支持系统。因此，我们将身边"帮助妈妈成为母亲"的专业人群做了一个群像的展示，她们是医生、助产士和心理咨询师；她们也有外婆、妈妈和妻子的身份；她们在不同的城市、不同的职业以不同的能力为新手妈妈提供专业帮助；她们也是新手妈妈身心健康的守护者——这是一个有着巨大能量、隐约成型但从未被完整看见的社会支持系统。所以，在最后一章节的内容中，你会看到在"以母亲为中心的社会支持系统"中，那些令我们感动的篇章。通过她们的专业事迹，让我们更加确信：每位成为母亲的女性都不简单也不孤单，因为有很多在成为母亲之后又帮助母亲的她们都在我们身边与我们同行，给我们支持也给令我们温暖。

所以，生育绝对不是女性一个人的事情。"生育"对于人类这一种群的延续和发展，有着不可替代的重要意义和价值。女性，在生育事件中也有着不可替代的角色和不容置疑的付出。尽管新时代生殖科学一直在试图用技术解放"子宫"，然而，妈妈柔软和温暖的生命之地，一定是每个生命在细胞阶段就向往和依赖的。那是未来孩子的居所，更是我们生命的来处；是母爱的滋养之源，也是你我最早的摇篮。

在这本书中，我最想传递的核心观点是，如果我们选择成为母亲，可以选择在充分的准备下拥有并体验独一无二的孕育、生育和养育时光，是绝对有机会尽可能远离失控、痛苦、创伤和无力感的。每个孩子在来到这个世界的过程中因为得到充分的呵护与关爱而身心健康；每个家庭也因为顺利晋级新身份而幸福美满。对了，还要告诉你的是，这本书是专门为"母亲们"而写的，还有另一本专门关注"父亲们"在生育阶段的心理健康的书也在快马加鞭地写作中。

感恩支持这本书出版的伙伴们，他们是出版社的编辑和设计师们，是在我成长之路上给予我指引的导师们，是在实践中信任我的准妈妈和胎宝贝们，是跟随我学习并分享临床实践效果的学生们，是让我的生活充满喜悦的朋友们，是一直给我鼓励和勇气的家人们，是短暂经过我的生命且深居我心的宝贝，以及即将看见这本书的你。

感谢你们，最终让我成为：独一无二、与生命同在、美好且充满力量的微光。

谢菲

于 2023 年 7 月 北京的盛夏

致我亲爱的母亲

和每一位母亲

扫码听围产期心理健康攻略

目录

扫描二维码
获得更多文献

第一章

备孕：『能怀孕绝不等于能生育』

身边有一位小妹妹，她与自己的先生身体状态良好，经历多次自然怀孕但都以流产告终。经过多年的努力最终成功受孕并顺利成为母亲后，她对身边每个准备生育的朋友都会分享一句话："能怀孕绝不等于能生育。"

这是真正的经历痛苦后的领悟。

从生物进化的视角而言，人类的生育效能比其他哺乳动物的都低，至少一半的受精卵细胞在还没有形成胎儿之前都有可能被淘汰，这意味着每两个怀孕的女性之中大约就有一个无法正常分娩，甚至还不知道自己怀孕了，就有可能像经历月经一样偷偷"流"走了，这也常常被称为"生化"。但你我身边的人，通常在经历过深刻的体验后，才愿意接受事实：准备怀孕比怀孕重要得多也复杂得多。或者说，想怀个孩子真的太不容易了。

我们总是以痛苦为代价去接受事实——这倒也符合心理学对人类的研究结论，我们都习惯于高估自己的能力，并且总愿意相信自己是幸运的。

在过去十余年的临床工作中，我有一些发现：相当数量的家庭认为备孕是知识经验的学习，因此在互联网或 App 上一顿操作收集完信息就是备孕了；对一些夫妻而言，备孕分工就是男性贡献精子，其余事宜全由女方负责；还有一部分备孕人群认为，只要吃了叶酸且每年的常规体检合格就是备孕了；极少的人会以家庭为单位进行全面的备孕评估和系统检查。这最终导致很多家庭在备孕阶段因为认知和行为盲区持续地在备孕之路上经历挫败感和冲突。

也正是因为考虑到这一点，备孕这一章的目标是，让你了解和梳理备孕阶段的重点事件，帮助你与自己、伴侣共同评估，一旦决定备孕和怀孕，你将会遇到的一些在身体、情感、心理甚至关系方面的冲突：

——由于客观原因必须面对生育的情况下，你如何与内心的自己对话？在若干年后，你是否会后悔自己做了这个决定？

　　——面对有明确压力感的备孕阶段，你将会如何调整内心的状态，以更积极的方式去面对和创造人生的新阶段？

　　——一旦开始备孕，你和伴侣的备孕观念和方法真的正确吗，存在什么重要误区？

　　——在备孕过程中，你与伴侣在身体调整节奏和效果方面出现了冲突，影响了你的感受或是健康指标，你们要如何应对？

　　产前与围产期心理学强调：备孕是怀孕的一部分，产后也是生育期重要的一个阶段。在备孕、怀孕、分娩、产后这四大阶段中，有一些阶段是短期的，但有些阶段却会持续很长时间。从受精卵发育成胎儿，最终成长为婴儿，作为父母的我们只有掌握每个阶段的节奏和重点，才有机会更从容地探索和发展个人的育儿智慧。

1. 生育初始键：成为"母亲"的动机与意愿

有人问李雪琴："结婚后我就要生个孩子吗？"她短短百余字的回应简洁有力，她是这么说的："这个问题没有人能给你一个'是'或'不是'的答案。如果你们夫妻商量好都想要个孩子，并且确认能抚养并真心爱这个孩子，那就可以要。如果觉得自己没有准备好，单纯觉得别人生一个我也要生一个，或者说希望养儿防老，就随便生一个孩子，你不怎么爱他也不花精力培养他，还想让他给你养老，哪有这种好事？俗话说种瓜得瓜种豆得豆，只有用爱教育长大的孩子才会回馈给你爱。所以，我建议你们在怀孕之前先考虑一下自己的意愿。"

基于工作性质，这十多年我基本天天都在与怀孕的女性和家庭打交道。在此过程中，我发现一个规律，在她们的叙述中大多都有一个雷同的转折点，就是"自从怀孕生孩子之后"。接下去的表达大概率都在持续释放消沉的气息，会感受到更多的是她们对婚姻生活、工作发展和个人成就方面的遗憾和不满。

也是因为职业的敏感性，对于她们表达中这个转折性的事件，我也进行了深入的发问："那么是否可以多说说，当时是在什么状况下，让你选择怀孕生孩子呢？"神奇的事情发生了，这个问题如同一把万能钥匙，可以打开无数女性内心深藏的经年往事，情节不同悲欢相异，最终又出奇地指向了一模一样的模式：

  ——因为同学们都生孩子了，所以……

  ——因为不小心意外怀孕，所以……

  ——因为伴侣想要个孩子，所以……

  ——因为父母想抱孙子，所以……

  ——因为年纪大怕生不了，所以……

  ——因为孩子希望有个伴，所以……

  ——因为想挽回一段关系，所以……

  上述这些看起来皆因要满足他人的愿望在"不得不"的局面下成为母亲的女性们，在语言中、行为中、认知中甚至是家庭价值观中，可能都没有机会完成对自己首先的关照和内心的确认，就毅然决然披荆斩棘地奔赴成为母亲的险途上。既孕育之，则为母之——通常是她们和家人最常用的一种看起来和谐的逻辑。

  然而，人思维的奇妙之处在于，当我们做了一种不得已的选择，如果事件的发展趋势越来越好让我们受益，那么每次想起时都可能会发自内心地感谢那一次经历；但如果事件的发展带给我们的都是持续的辛苦、奔波、忙碌、衰老、疼痛、疲惫、消耗感和低价值感时，我们内心那些委屈、愤怒、不甘和痛苦就会慢慢地、像下水道的气味儿似的，若有若无地飘荡在家庭交流之中，夜深人静时过去的每件事情都会萦绕在眼前，已为人母的我们会不由自主地想要找出那个"首因"，大脑则会在海量事件的回忆中找到那个"开始键"，恰恰在大尺度的时间下特别容易看清一件事情的逻辑，也有了惊人的发现：当时没有坚持自己的意愿，当时不敢表达内心的拒绝，当时在家人的劝说下就鬼使神差地放弃了梦想，当时怕影响这段婚姻关系只能接受……

所以，结果就是：

——因为有了孩子，放弃了出国的机会；

——因为有了孩子，告别读博士的愿望；

——因为有了孩子，放弃了前途美好的个人发展；

——因为有了孩子，与先生的争吵越来越多了；

——因为有了孩子，过去拿画笔和按琴键的手里换成了尿布和奶瓶。

即使发现了自己妥协的真相如此，母亲们也将日复一日年复一年地持续付出。毕竟，这些在家人眼中是合理的，在社会评价中"是应该的"，所以，自己心里也才能好受一些。不得不说，大抵都是缘于那个时代的特征以及社会规则的驯化，20 世纪的母亲们对内心的需要压抑已经成了习惯，所以她们也并不觉得需要停下来想点什么，甚至也认为忘记自己成全大家是正确的、伟大的、合理的。

在 21 世纪，围产期心理健康的研究给我们带来的关于生育的事实是——当女性在非意愿状态下怀孕的时候，更可能激发产后抑郁症甚至更高的分娩并发症。女性和伴侣对怀孕和意外怀孕的消极态度，预示着产妇产后与婴儿可能会出现情感关系的障碍。

我们终于有机会审视自己"不得不做的选择"了。当然我们可能依然没有足够的能力与"压抑"和解，但起码此刻我们可以在意识上按个暂停键，想一想成为母亲之前要做哪些思考，要做哪些准备，要面对哪些风险。

在成为母亲之前，身体上的准备往往是第二步要思考的，重要的第一步是我们需要做向内的思考——我们认可自己的存在吗？我们相信自己可以成为母亲吗？我们与母亲的关系是温暖的吗？我们想成为像母亲那样的母亲吗？我们对母亲的理解中，深藏着我们对自己的理解。如果我们认同母亲，那就意味着我们对女性身份的认同，对生育功能的认同，对未来孩子的认同，更是对一种创造性关系的认同。

这一系列的过程就是探索我们内心那颗可以孕育的"种子"，这颗"种子"被找到的过程就是见证一个新身份的过程。因为"种子"被看到，所以我们拥有培育"种子"的一系列动机、知识以及能力。这就是一个母亲身份开始发展的前奏：我们在内心已经确认自己从一个小女孩长成为一位成熟的女性了，我们打算展示自己的生命魔法，也成为一位真正的母亲。我们在这一刻与自己母亲之间的关系得以自然地分化，我们开始调整自己，成为一位独立创造和建构幸福生活的母亲和伴侣。我们拥有原谅和释然的力量，允许我们成为情感丰盛自给自足还能滋养他人的母亲。

这就是一个准备好成为"母亲"的我们创造的奇迹，是一个内心趋于成熟和完善的、崭新的自己，不需要任何人的参与。在某个特殊的时刻，我们会为自己的新身份、新角色、新责任、新未来做一个踏实的思考，然后，正式启动那个按钮——成为母亲。

说到这里，不由得想到我的母亲。

母亲说，从小看到父母的冲突与不睦，令她内心痛苦又绝望，她的梦想就是要拥有一个幸福温暖的家庭。她大学一毕业就跟父亲结了婚，匆匆忙忙成了我的母亲，经历了难产带我来到这个世界——并且，我也是一个因"意外怀孕"而光临这个世界的宝宝。因此，我用了36年作为参与者和见证者，看着我的母亲在她的有生之年并没有获得她想要的幸福。我会用一生的时光深深地爱着她。正是她，用一生的经验为我建立了令我一生受益的重要信念——不要成为一个失去自己仓促成为母亲的女性。

当然，在生活与工作中，我也看到过太多幸福的母亲圆融的精神状态。她们一路都在遵从内心的选择去工作、生活、择偶并进入婚姻；她们大多会遵循一个原则——从内心真的很期待拥有一个"母亲"的身份，去体验那个"甜蜜的负担"，去享受那一种"无条件付出"的被需要感，去创造一个无比亲密的生命，然后在合适的距离去欣赏和尊重……总之，这一切准备在刚刚好的时候，她们成为"母亲"，她们因此会欣喜生命的眷顾，也会感恩生命的选择，更会珍惜与生命相处的每一刻时光。

每位女性，送给自己人生最好的礼物之一就是——可以选择在何时成为"母亲"。

围产期心理关键词：控制感

人类最大的恐惧之一就是：失去控制。

人类最强的动机之一就是：拥有对我们生活的控制，获得并保持一种控制感。

——夏皮罗、阿斯汀（Shapiro、Astin）

控制感（the sense of control）可以理解为：个体主观地对自身能力的预期和控制外部环境的一种关联性的信念。研究控制感的学者对其定义也各不相同，以上是我综合个人理解后的简单总结。

作为一种信念或感知系统，控制感是人类最基本的需要之一，也符合人类进化的追求，能使人们高效地应对变幻莫测的世界，将未知之事尽可能转变为已知。无论是控制感还是确定性都是人类建立心理安全感的重要元素。

控制感并不等于真实的控制，可以理解它是存在于我们内心"我可以自己做主"的一种充分确定性的感觉或体验。所以，控制感也被称为自主感。在女性主义的语境下，我们也听到越来越多的声音提出了"生育自由"，这些无一例外都在表达我们对自由、自主、自在的愿望。

　　控制感会影响一个人的认知、行为和决策风格。当人们相信自己对某件事拥有控制力的时候，在内心会体验到一种自信、笃定的感受，这会进一步影响我们的行为状态和决策。一旦我们获得选择权，就会增加我们对事情的自主感甚至是责任感。延伸到生育甚至其他事件中的逻辑就是：我选择所以我承担，我决策所以我负责。

　　剥夺控制感对身心健康的影响也很明确。经历越多"不确定性"的事件就越会令我们的内心产生压力，长时间未解决的压力会导致我们焦虑、抑郁，出现进食障碍（暴饮暴食或毫无食欲），严重的时候可能还会出现药物、烟、酒甚至是游戏成瘾以此来缓解压力。所以，控制感的丧失会影响每个人的身心健康。

　　控制感在生育中也很重要，无论是女性还是男性，一旦无法控制自己生育的意愿或是生育计划，就可能有抑郁的感受。所以，备孕阶段双方就生育意愿的交流，对生育时间的计划，对生育数量的探讨甚至是对之后养育方式的规划，都值得通过充分的表达和磋商最终达成双方认可的结果和行动：我参与所以我投入，我认同所以我负责。

　　更强的自主感与更强的幸福感密切相关。夫妻双方赋予自己的伴侣"控制感"，可以以生育意愿为起点，建构整个生育生活程序的核心逻辑。在之后的孕育、分娩、母乳、养育、教育等一系列事件中都需要一以贯之。

2. 心理妊娠：关于"母亲身份"的序章

　　有一天我与妹妹和她 5 岁的女儿小美一起洗澡，结果小美看到了妹妹肚子上的妊娠纹，就问为什么她肚皮上有一道道的白纹。妹妹告诉小美："这是怀你的时候肚子越长越大，生完你后留下的'纪念'。"让妹妹没想到的是，这个 5 岁的小姑娘语出惊人："哦，妈妈，那我以后不要生孩子，这个太丑了。"

　　我们常常会觉得只有长大了、结婚了、到了一定年龄的时候才会考虑与生育有关的事情，但事实上，"生育"这件事在潜意识里对我们的影响在我们还是小女孩的时候就开始了。

　　回想我们小时候的游戏，大部分小女孩在上幼儿园的时候会沉迷于过家家的游戏。她有一个洋娃娃，会像模像样地抱着自己的洋娃娃给她喂奶、换尿布，并非常自然地将自己称为这个洋娃娃的"妈妈"。除此之外，我们在小时候以及我们的孩子在小时候都会不断好奇地问："我是从哪里来的啊……"这些问题都在以潜意识的状态反映我们内心对自己女性身份以及生育功能的理解和好奇。

　　直到我们谈恋爱步入婚姻，成为"母亲"的意识开始更明确地显现出来，在我接触的个案中会有一些女性因为恐惧生育而在内心恐惧结婚，当然也会有一些女性在结婚之前已经开始在自己的脑海里设想未来的自己是什么样的母亲。总之，从小到大女性都在通过这样或者那样的事情，越来越强烈地激发起自己内心对母性角色的理解和建构。你也可以理解为，一个女人从幼儿期开始在"母亲"这条路上漫行，行走了二三十年后，似乎才有机会看到自己成为"母亲"的大概样子。在过程中我们内心的期待、想象、准备甚至是隐忧，都是我们在意识上"成为母亲"的一次从模糊到具体的自我探索之旅。

上面说到的这个只会在我们内心悄然发生变化的过程，可以被理解为一位女性经历"心理孕育"重要的组成部分，这属于住在我们意识和心理层面那个"小小的我"所拥有的特殊体验。同时，从小到大每一天每一个月每一年的各种各样的经历，又会被我们的身体和感受再次记忆下来，最终会被我们整合成为一个整体地对"母亲"这个角色的感受，并深刻地影响我们成为母亲的意愿与结果。

Y女士做备孕咨询的经历，也许能够让你从另一个视角看到我们小时候与父母的关系对长大后成为母亲这件事情会有多么深刻的影响。

Y女士结婚多年，身体状态良好却一直没有生育。之后，她与先生正式备孕一年多，用了各式各样的备孕方法，做了全面的医疗检查但都没有得到预期的结果，所以她找到我希望获得帮助。我问她是否愿意与我聊一聊她小时候的经历，通过对话才真正找到那个线索：不是她的身体不想怀孕，而是她的内心"不敢怀孕"。从她的叙述中我得知，她出生后很快就被父母过继给亲戚，这个婴儿时期极具创伤性的经历令她在内心充满了恐惧、痛苦与愤怒，即使到她成人成家之后依然无法得以修复。因此，当我们共同回顾她的这段经历后，她才哭着相信："我不敢怀孕的原因是害怕自己的孩子也会经历与自己一样被抛弃的痛苦。"尽管她明确地知道她不会这么对自己的宝贝，但幼年时的恐惧依然会深刻影响她顺利地成为母亲。

在这个故事中，我们能够看到 Y 女士心里的那个"小小的我"清晰地记住了她在生命早期所有痛苦的经历：父母的抛弃，与母亲痛苦的分离，以及在这个过程中自己被伤害、感到绝望的每一个细节。这些都会在她面对生育事件的时候，影响她的每一个信念和行为。

简单地总结就是，当我们要成为母亲的时候或是在考虑我们"是否要拥有一个孩子"的时候，我们小时候与母亲的关系和体验会以极其强大的力量改变我们对成为母亲这一重要事件的感受和决定。如果小时候我们与母亲及家人的关系是安全的、幸福的、被接纳和被爱的，那么我们也会因此而强化对新生命的期待，并更能深刻地确认自己的母亲身份。反之，则会影响我们的行为——在恐惧、悲伤和愤怒的情感和行为之中拒绝成为一位母亲。

也许你会问，这只是女性的独特体验吗？不，男性也一样。曾经有一位不愿意配合备孕的准爸爸在与我的交流时告诉我："我不想要孩子是因为我很害怕，害怕有了孩子之后我也会像我爸爸小时候打我那样伤害我的孩子……"无论男女，在面对生育时都会激发我们童年的或美好或痛苦的经验和感受。

在何时解决这个重要的课题呢？答案就是备孕阶段。备孕绝不仅是人们常说的吃叶酸而已，而是要充分进行夫妻双方心理的孕育准备。对于打算孕育一个孩子的夫妻而言，只有他们知道自己过去发生了什么，在恐惧什么，才可以有意识地先去解决这些过去的问题，梳理、化解和重建自己与父母的关系，才能更好地与新生命进行联结，拥有、认可和胜任自己的新身份，对于家庭而言有着积极和明确的促进价值。

一旦准父母们在心理和情感上准备充分并顺利怀孕之后，他们对新生命的喜悦和接纳的能量就会自然而然地释放出来。特别是在胎动来临的那一刻，会开启准妈妈孕育阶段的新篇章，开始与新生命之间建立接纳与爱的情感流动。因此，怀孕也被认为是一个提供积极变化的机会和提升个人成长潜力的时期。带着对自己新角色的认同，准妈妈能够更积极主动地去获取良好的、正确的和安全的孕产养育方法，从而远离在孕产阶段的各种危险和潜在风险因素。因为她们深刻认同胎儿在子宫内的智慧以及交流的愿望和需要，所以就会通过自己的方式带胎儿"看到""听到""吃到""感受到"这个丰富多彩的世界，这无形之中令胎儿的生长环境更优质，也可以在无形之中增强这个生命的潜力。每一位妈妈都相信自己可以更胜任新身份，而每一个宝贝也感觉到自己是受欢迎和受尊重的。这对即将到来的出生时刻会形成巨大的能量。

作为家庭中的另一个构建者——伴侣（准爸爸），在准备充分的孕期生活中也会备受滋养和支持。夫妻在共同的准备中不仅有机会全然放下与父母关系中的冲突，逐渐解决那些因为负面情感带来的创伤感，还会令我们与孩子之间从出生前到出生后持续建立正常和良性的亲子关系，这对我们自己以及家庭和孩子的幸福而言，都是长远和重要的。

不得不说的是，在这个过程中每一位女性都可以因此获得一个极其重要的能力：学会区分自己过去经历的不良感受与即将迎接的新生命之间关系的本质。比如，未受孕的女性知道是自己的问题没有解决，而不是自己无法孕育一个美好的新生命；怀孕的母亲会明白怀孕后身体的各种疼痛感是因为孕期身体的变化，而不应怪罪腹中的胎儿；产后的母亲也懂得因此换个视角，并不是小婴儿导致自己产后情绪不好，而是因为体内的激素令自己情绪波动……父母的心智会在这个过程中逐渐成熟和趋于圆融。我们先成为更好的自己，并让自己在学习中成长为心智成熟的父母，最终在充分放松与接纳之下，绘就属于自己的生命蓝图同时赋予孩子自由的灵魂。

围产期心理关键词：心理妊娠

心理妊娠（psychological gestation）也可以理解为心理孕育，是指一位女性在怀孕过程中所进行的至关重要的内在心理成长，这是为人母的基础。对于健康的孕妇来说，做好为人母的心理准备意味着已经完成了心理上的妊娠，并准备接受对另一个人的终身责任。而在子宫里发生的变化，则是基于生物学的妊娠，是我们的身体接受另一个生命的体现，同时体现在不同阶段身体的巨大变化。

怀孕的一系列生理变化会在不同程度上加速女性因生活改变而转变心理的发展过程。对一些女性来说，怀孕和成为母亲证实了她们的女性身份。伴随着怀孕身体的变化也增进了她们在三个阶段对自己的认知。

怀孕前三个月是一个调整和不确定的时期，从听说怀孕到身体感知怀孕的事实。进入怀孕中期，准妈妈开始沉浸在心理准备和自我认知的变化中，同时会发展对胎儿的好奇，会主动去通过学习和分享内心感受构建对这个孩子的理解。而在怀孕晚期，她们似乎已没有太多精力去关注自己的内心世界了，更强烈的情感会涉及即将出生的孩子，往往在兴奋和忧虑之间摇摆，因为她们即将迎接产后与婴儿面对面的现实。

当然，也有不少的母亲在怀孕的最后三个月有更多的反思。毕竟从准妈妈的身份要正式转变为"母亲"时，关乎的不仅仅是一个新生命的到来。怀孕会启动一位女性在自我意识方面的觉醒，她将会对母亲身份、身体变化、工作发展、自我实践、关系中的自我和改变时空体验等方面进行更多维度的探索和发展，这甚至是以前她毫无觉察的自我意识。这一系列对母亲这一角色的反思，不仅掺杂着从小到大我们的理解与感受，在当下的生育周期还会持续受到社会的、政治的、文化的、经济的影响，更会受到生活经历和与他人互动的影响。

心理孕育也存在失败。失败的关键在于女性无法完成怀孕期间至关重要的心理任务。这一过程的失败会导致最大的危险是母亲与胎儿或婴儿之间的情感纽带受损，使母亲和婴儿都面临心理障碍的风险，这种障碍可能从妊娠早期开始，并持续一生。在无法完成心理妊娠的妊娠中，怀孕的女性并不能够将专注力投入胎儿和自己身上，而是在一种精神错乱的状态中开始妊娠，她甚至可能会用极端的方式对待腹中的胎儿。

因此，对于无法更好地完成心理妊娠的女性，更需要关注的是她们在生育中的风险与冲突。这些冲突的特点都反映了她们得到的社会和家庭支持不足，这些在物质、情感和关系上的匮乏将严重限制她们在怀孕期间工作的能力、健康状态，也进一步限制了她们的喜悦和期待婴儿的幸福能力。

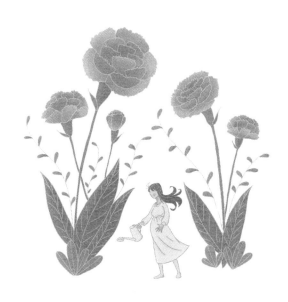

3. 后悔做母亲：50% 是"意外"惹的祸

一次，我去好友家参加家庭聚会，一同出席的还有另一对夫妻和他们的孩子。席间夫妻俩开始针对生二胎这件事争执起来，男方要生，女方不想生。在短暂的沉默中，我被男主人"揪"了出来："嘿，太巧了，谢老师来来来……你作为专业人士，劝劝她赶紧再生一个吧！"我迟疑了一下说："如果要问我，生孩子这件事首先肯定要在尊重女方的意愿和选择的前提下进行讨论……"这讨论还没展开呢，邀我劝生的男主人瞬间以高八度的声音淹没了我的表达："哎！谢老师，不是让你劝人家生孩子吗，你怎么能这样说呢……"而那位期待再生个孩子的先生也接过话头，一边否定我的观点一边展开对女方的说服攻势："你不能这样讲，我这是在考虑孩子的未来……"

不得不说，作为一个既要中立又要保持循证态度的科普工作者，我对这样的尴尬似乎都习以为常了。当他人觉得我的一部分知识有用时，就立刻拉我出来当"权威之声"；当发现我表达的知识展示出一些他们不喜欢的"阴影"时，便会无情地"砍掉"我的声音——人对"功能性"的过度关注已经远远超越了对"人"本身的关注甚至是尊重。

2022 年世界卫生组织在其官网上公布的数据中指出，全球范围内约50% 的怀孕是意外的。在意外怀孕的定义中，除时间因素之外，非意愿的怀孕也属于"意外"的范畴。很多研究也一致性指向：计划外怀孕的母亲，即使最终接受了怀孕，也会更高概率地经历产后抑郁。所以，"是否意外怀孕"也是我在为孕产妇进行临床评估时，前三个必问的关键信息之一。这也是为何在本章开始，我们首先就谈到怀孕的意愿和动机。这一关键因素在很大程度上会提升女性对生育事件的控制感，为之后在孕期、分娩和产后存在的各种相关风险做好提前的管理。

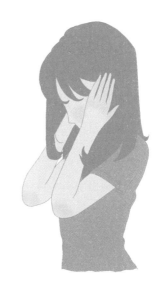

在 20 世纪，女性公开讨论要如何使用自己的"子宫"，几乎是不可能的事情。那些来自生育文化、社会地位、家族期望、性别歧视等诸多的压力，只能让女性有一个选项——让你生你就生，你是女人就应该生。而在现代家庭中，还依然会看到很多人在用这样有毒的价值观来绑架女性。

好在 21 世纪的女性伴随着自我意识的觉醒，开始越来越能够觉察到女性的角色、身份、功能和选择。在这个时代的画布中呈现了丰富多彩的外在冲突和内在冲突，要不要生育，要不要做母亲，已经成为这个世纪里可以拿出来讨论的公共话题和人生议题了。我在工作中看到"选择无子女"已经成为一些女性在婚姻之路上的另一种可能性。有一本名为《成为女性的选择》的书，以色列学者在她采访的人群中发现，有一些身份不同、年龄不同的女性感受却"不期而遇"："我爱孩子，但后悔当妈妈。"看到这句话时，我被深深地击中。我在想，那么多用自己的生命点燃了孩子生命之光的妈妈们，是否也会在内心有过同样的冲突呢？

研究者布奇勒（Buechler）对处于怀孕冲突中女性的不同生活状况进

行了跟踪和梳理，看到了当代女性在生育事件上的动机、意愿和决策权等方面的失衡以及失控的状态，总结为以下几点：

1. 怀孕不适合她自己的生活计划。

2. 怀孕不适合伴侣的生活计划。

3. 怀孕是由秘密的恋情引起的。

4. 怀孕是在与伴侣分居时发生的。

5. 当她做完计划生育手术后却怀孕了。

6. 在是否要孩子的问题上双方意见无法达成一致。

7. 原本接受怀孕，但后来发现自身有严重疾病。

8. 婴儿有危及生命的疾病。

上面提到的事件在我咨询的临床案例里简直司空见惯，甚至阅读到此处的你，也可能是同款冲突的经历者。只有当她们安静地坐在咨询室，在谈话时被问询"这次的怀孕是否令你感觉到开心"时，她们内心压抑的痛苦和真相才有机会浮出水面。

她们会默默流泪，她们脆弱到只有通过满足他人的愿望，只有不断为他人付出，只有放弃自己的权利，只有委曲求全……似乎才有机会证明自己有价值，因此获得认可，可以过下去。在内在与外在的失衡中，在对错与得失的混乱中，各种"不得不"的解释就成了做"母亲"的原因——要么被伴侣或家人说服，要么被朋友或自己说服，要么被年龄或道德说服。

得知一个生命存在于自己体内，就会微妙而深刻地扰动女性对个人原有身份的再定向和再平衡。这个变化会快速形成和"去与留"有关的情感风暴。无论结果如何，风暴席卷之处都会留下印痕。假如选择结束妊娠，身心创伤必然发生，家庭关系也会被破坏，还可能在未来陷入"心因性不育"的困难处境。在辅助生殖门诊的临床咨询中，我最常听见的生育故事的核心脚本都与这个经历相关。当堕胎未发生时，成为"堕胎幸存者"的孩子可能会终生带着深刻的关于认同和接纳的"自我价值"挑战课题。

发现怀孕后准父母的行为反应也被不同的研究者观察过。特里（Terry）和林德（Linder）在不同的时间对这一主题进行研究，他们将父母的行为反应进行了 10 个等级的细致区分。

1. 尝试堕胎却不成功。

2. 去做堕胎，但在最后一刻又有了想法变化。

3. 不想要孩子，考虑"做一些事情来摆脱他"。

4. 不想要孩子，发生了生活意外，想要堕胎。

5. 不想要孩子，有"也许会成功"的消极想法。

6. 不想要孩子，但仍然接受。

7. 想要孩子，但不是现在这一阶段。

8. 想要孩子，但应该是某个特定的孩子。

9. 想要孩子，但有一个与孩子无关的原因。

10. 完全欢迎孩子，放松做自己。

在 20 世纪 90 年代，精神科医生杰诺·拉菲（Jenoe Raffai）发现很多来进行治疗的青少年患者的问题都源于产前不良的母子关系创伤，所以就在深入探索后提出了孕妇怀孕时的心理动力学，他认为，尽管胎儿还没有出生，却已经生活在一个极其复杂的关系系统中：不仅会受到父母的影响，也会受到祖父母的影响，在生育周期的不同阶段体现在 4 种不同的关系线索中。

其中一条影响线索是孕妇与原生家庭的关系会对她自己正在经历的母婴关系发生影响，上一个小节中从小被亲生父母遗弃的 Y 女士的经历便是如此；另一个重要的影响线索是在正处于怀孕阶段的家庭中，母亲——父亲——胎儿之间的关系。如果父母情感不和睦，便更容易在养育过程中出现忽视、虐待等行为，最终会导致婴儿无法发展出正常和身心健康的自我。第 3 条和第 4 条线索分别是在怀孕和分娩阶段发生的，在之后的章节中将展开叙述。

总之，许多产前心理学家都一致认为，母亲对一个新生命到来的反应非常重要，甚至认为母亲发现自己怀孕后的反应是孩子未来是否拥有良好自尊的第一个也可能是最重要的标志。积极的反应让孩子知道自己是受欢迎的，是被接受的，是被肯定的。当然，如果母亲没有计划好，孩子又是一个"愉快的错误"，那么孩子的存在就会变成一个大问题。这时，尽管这个孩子还未出生，就已经成为一个不受欢迎的存在，会被故意忽视，甚至会感到愤怒、责备、恐惧。在一个反复想堕胎的母亲的身体里，会导致正在发育中的胎儿身上被奠定了被排斥、被拒绝以及恐惧的基础。

最后，我想花点时间邀你一起，站在一个孩子的视角去感受一个场景。

我的父母做了非常充分的计划，准备孕育一个孩子。

有一天父母发现了我的到来。

母亲在得知自己怀孕之后与父亲相拥在一起庆祝，他们还把这个好消息分享给亲近的家人，大家庭都在一起庆祝我的到来。

他们认同我的存在，甚至开始设想我降生之后的幸福时刻。他们为我起名字，与我交流日常生活，他们每天与我道早上好和晚安。

请问，作为这个未出生的孩子，你内心会是一种怎样的体验？在你长大后，家人们回忆大家庭曾是如此期待你的到来，你内心的感受又会怎样？

围产期心理关键词：堕胎幸存者

阿道夫·希特勒、萨达姆·侯赛因和奥萨马·本·拉登……相信他们的名字对你而言绝不陌生，他们都是"堕胎幸存者"（abortion survivors）。简单地讲，就是当他们还是一个胎儿的时候，父母曾想要放弃他们，甚至是真的尝试过放弃他们却没有成功。

心理学学者约翰·索内（John C. Sonne）专门研究了这些人物的发展背景，并在 2002 年的文章《论作为堕胎幸存者的暴君》（*On Tyrants as Abortion Survivors*）中写了我们生活中其他不为人所知的更多的堕胎幸存者的画像：他们可能有各种明显的症状，但也可能是更微妙的、普遍存在又不寻常的甚至是他们自己都毫无觉察的情况。比如，堕胎幸存者有一种感觉，即他们没有存在感，没有真实感，生活对他们来说没有什么意义。他们常常把自己说成是患了不治之症，通常他们认为自己在遗传上有缺陷。他们在说话时没有什么幽默感，他们极难信任别人，他们不懂得感恩、感激或欣赏。他们时常有自杀的念头，也有可能是杀人的危险。

作为研究堕胎想法和后果的先驱，索内在文章《解读被堕胎的恐惧疗法》（*Interpreting the Dread of Being Aborted Therapy*）中描述了导致堕胎幸存者的严重产前创伤问题，并以研究来实证产前创伤在产后生活中会以各种病理症状的形式转移表现出来。他说的产前创伤也是发展性创伤（development trauma）这一研究系统中的一部分，详细解释了胎儿或婴儿从备孕——孕期——分娩——产后可能经历的各类创伤性体验。

- 没有准备的怀孕。
- 出生前被父母一方或双方拒绝（或想要堕胎）。
- 母亲在孕期患有疾病与并发症。
- 分娩时经历创伤体验（早产、缺氧、剖宫产等）。
- 过早或长时间、频繁地与母亲分离。
- 出生后被父母情感忽视或冷漠对待。
- 父母离婚、丧失单亲或双亲。

创伤心理学的研究明确心理创伤存在代际传递。对此，索内强调：遗传程序是可逆的。他认为堕胎幸存者的产前创伤是可以与复原平行存在的。无论是在何种情况下怀孕，都可以有不同的选择。所以，经历创伤不可怕，最可怕的是知道有创伤却无法修复。

希望每一个孩子都在父母的期待中来到这个世界。身心放松的母亲，其子宫环境也将为胎儿构建一种松弛人生的初始程序：健康有活力，充满弹性和丰富的可能性。有意识地备孕和有准备地怀孕终将让父母和孩子以更好的方式相见。

了解这些研究的目的是让我们更好地觉察自己，作为即将成为父母或已经成为父母的人，如何有意识地去敬畏正在发展的生命，去联结未出生的孩子，让子宫内的情感拥有原初的丰盛，而非匮乏和剥夺，即可以停止创伤向下一代延续。

4. 经历自然流产，我还要（能）做妈妈吗

谈到生育，在我们的意识里通常就会与一个胎儿或婴儿画等号，似乎怀孕就一定能拥有一个孩子。也正因为如此，我们很少关注甚至忽略了身边有一部分很特殊的人群：他们曾有过"准爸妈"的身份，甚至都已经给胎宝宝起好了名字，却在很突然的时刻因为意外而失去了孩子连同自己的身份。对此，身边的人常常带着善意劝慰她们："别难过了啊！你还很年轻，以后再生一个就是了……"面对这样的表达，更令她们内心充满了拒绝、痛苦甚至是愤怒。这种被他人否定的、在经历妊娠丢失之后表达悲伤和痛苦的过程被称为被剥夺权利的悲痛。

即使是胎儿，他也是一个与母亲的身体亲密交汇过的生命，是一个被真实体会过也被真挚期待过的属于自己的孩子，这种真实而切肤的悲伤是无法回避的。因此，作为在身体和心理上承受了双重损失的女性，在如此难言的身心枷锁里负重前行。她们的伴侣，也从孕育的喜悦跌落至失去的空洞，同样会默默经历巨大的痛苦，但她和他都可能会把悲伤隐藏起来，好像什么都没发生过，然而身体会很诚实地表达痛苦。我曾经陪伴过一对夫妻，他们在孕 28 周的时候告别了一个宝宝，女方在近一年的调整中慢慢地回归了正常的生活和工作，男方在更久的时间里沉浸在悲痛中无法复原。

20 世纪 70 年代以前，这样经历了妊娠却意外终止并失去胎儿的情

况，不仅会被忽略甚至会被文化所屏蔽和不接纳，这种现象在东西方都非常类似。直到 1970 年，当第一项关于女性与胎儿关系有影响力的研究正式发表之后，这一类人群的身心健康状况才开始被更多地关注。作为研究这一主题的学术护士，肯内尔·斯莱特（Kennell Slyter）和克劳斯（Klaus）在他们的研究中证明：在怀孕期间孕妇和胎儿之间会存在某种情感的联结。在胎儿死亡后接受采访的 20 名妇女中，每个人都会为她的孩子哀悼，即使她的孩子不曾存活过，或者只存活了一个小时。

学界对这个特殊人群的研究，无疑推进了社会对这个群体的关注，促使有更多同样经历的女性和家庭团结在一起，在生命的低谷相互安慰和支

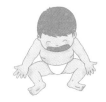

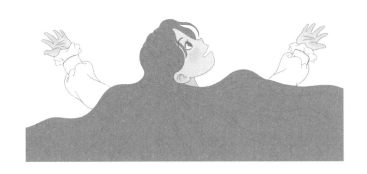

持，并最终形成了有管理、有系统的组织。在美国、英国都有专门的社会公益组织为这部分人提供心理支持，并为这些父母提供对逝去胎儿的祭奠仪式和纪念品，目的就是让他们能够公开地表达对胎儿的哀思和纪念，然后慢慢地从丧失中恢复并建立新的生活目标。

日本在其佛教仪式中针对未能来到世间的孩子有专门的祭奠方法，这些逝去的胎儿被称为"水子"，而其教义中的地藏王菩萨是这些孩子的守护神。因此，人们将地藏王菩萨塑造成小孩模样进行供养，会给佛像穿上暖和的衣服，借此寄托孩子也能穿得暖的心意与祝福。从心理学的角度而言，当我们失去了一个重要的生命联结，如果能够以这样的方式去公开地表达悲伤并且去祭奠，对于经历了生命丧失的父母而言不仅是一种很好的慰藉，也是一种更快走出悲伤的方式。

任何人面对生命消亡都是痛苦的、悲伤的。因此，那些没有机会真正成为父母的人，经历了这样的体验也绝不是一件丢人的事，同时这也不是任何一个人的错。但现实生活中的很多女性却常会因此自责和内疚，甚至是自我惩罚。事实是就人类的生育效能而言，基本一半的妊娠都会以失败告终，这是生物学中优胜劣汰的过程，也是生命脆弱性的一种表现。了解了这一本质，在准备怀孕的时候就更值得好好地准备，让这个生命有更好的发展过程和结局。再一次进行备孕的时候，就知道需要怎样做充分的准备。

我曾经咨询过一对备孕夫妻，在咨询之前，女方告诉我她曾经有一次宫外孕，之后就再没有尝试怀孕，近期想怀孕，就开始做各种身体准备，如做运动、补充叶酸等，半年过去了还是没有顺利怀孕。基于她给我的这些零散的信息，见面时我就她宫外孕后所做的每一件事情进行回顾和梳理，发现了一个重要的"可疑"环节，在宫外孕之后医生给她做了充分的检查发现有输卵管粘连的情况，并建议她做相关治疗有助于下一次怀孕。对此，我问她："你是否做了治疗以及效果如何？"她的回答是："因为在治疗过程中觉得身体特别不舒服，做了一次之后就没有按照医生的建议进行持续治疗。"正是这个关键环节导致她连自己的输卵管粘连问题是否解决都不清楚，还一直在盲目地备孕。

这对夫妻所经历的是宫外孕，也被称为异位妊娠，是指胚囊停留在子宫腔内膜以外的地方，常见的着床部位是在输卵管，这是宫外孕中占比最高的情况。如果女性有过宫外孕史，再次怀孕时发生宫外孕的风险会升高 6 倍左右。所以每一位有过宫外孕史的女性，准备再次怀孕前应仔细回顾前次异位妊娠的详细情况。上面讲到的那位向我咨询的女性在这个环节上存在疏漏，没有与她的医生再去评估，只是自己在生活上去做调整，显然是没把事情做正确。

自然流产是女性在怀孕早期最常见的一种结局。自然流产是指在自然状态下，没有人为目的干预情况下发生的流产。导致流产的原因有染色体异常、胚胎发育不全等多种因素。在临床可能导致自然流产的原因中，胎儿染色体异常占 50% 左右，由此可见，现代家庭在备孕阶段进行染色体检查的确也是非常重要的事情。除自身的染色体问题之外，其他常见因素也需要关注，如高龄产妇、孕前低体重、有既往自然流产史、使用辅助生殖技术等。除此之外，还有一个重要的因素就是女性在日常生活和工作中的压力指标，比如持续的紧张焦虑，经历或是正在经历重大的变故，如家人离世、与伴侣剧烈的情感冲突等创伤性事件，持续处于压力大的工作环境等。

一旦过去经历了自然流产，计划再次怀孕时，首先要准备的依然是要对自己上一次的自然流产原因进行了解，如感染原因、合并了哪些内科疾病、有哪些不良生活习惯。如果是经历了两次以上的自然流产，建议夫妻俩可以通过细胞遗传学的检测方法去查明是否在基因染色体方面存在缺陷，原因明确自然可以更好地进行前期充分的准备。傅旭峰等人在《自然流产病因学研究》中呈现的数据让我们震惊，诱发自然流产的可能原因众多，涉及遗传、感染、解剖、免疫、内分泌、基因及其他未知因素，其病因的确定存在许多难度，临床上不明原因的自然流产为 37%~79%。这就更需要我们在日常阶段持续地对自己的身体进行良好的健康投资和保护了。

在这里想强调的是，我们所谈到的一些高危因素并不等于病因，并且有些高危因素是无法改变的，比如女性的年龄、既往病史。我们能够做的就是针对那些可以改变的高危因素进行优化，比如体重可以提前调整，体内维生素可以进行及时地平衡与补充，避免烟酒的摄入；排查自己生活与工作环境中一些对胚胎产生伤害的化学和物理因素，都是正确和有意义的准备。不能回避的是经历了自然流产的女性，一旦再次妊娠都难免会有紧张和焦虑的情绪，那么我们还可以做一些具体的能够消除部分紧张情绪的方法：确认怀孕之后，在医院能够支持的情况下，及早地通过超声检查和胎心探测为自己建立信心。能让怀孕的女性在她们接受的情境下感觉到自己腹中的小生命在当下是安全的，的确可以有效缓解她们的紧张焦虑情绪，这也是有助于提升怀孕体验、减少再次自然流产发生的小技巧。

最后一种情况是死胎，是指在女性产程发动之前胎儿的死亡，目前世界卫生组织（WHO）的数据死胎的发生率为每 200 例分娩中有 1 例。这个数据还是值得我们警醒的。这种情况与前两种情况在本质上存在的不同是，前两种情况的发生通常是在孕妇还没有感觉到胎动的时候，但当孕妇能够持续感受到胎儿在自己腹中，甚至已经和这个胎儿产生了很长时间的互动，胎儿在自己的腹中突然没有了生命体征，这无论对女性自身还是其家人来说都是一个严重的精神打击，甚至对一些提供服务的医疗护理人员也可能会形成巨大的情感冲击。在围产期女性心理健康领域中发现，这类情况会成为夫妻在事件发生之后促发抑郁的重要因素，甚至在没有处理好这些心理创伤的时候，还可能会对夫妻的情感关系形成破坏性的影响。因此，对于有类似经历的夫妻，我都会建议他们找专业人员进行生育创伤的心理咨询，这也是美国生殖心理学中心的专业建议。这类专业咨询的目的是让夫妻双方能够放下恐惧、内疚等负面情绪，重新准备迎接新的生命，否则会对下一次的怀孕造成深远的不良影响。

在这一小节中，我们探讨了一个令人有点伤感的话题，但我相信，只有我们提前通过学习了解生命的脆弱性，才能用更积极和理性的状态去准备迎接即将到来的生命。一朵小花或一棵小树苗，只有给它适宜的生长环境和良好的呵护，它才能够苗壮健康地成长。母亲腹中的生命更是如此，如果想让他安全健康，也需要做好一系列充分的身体和心理准备。

围产期心理关键词：妊娠丢失

妊娠丢失（pregnancy loss）这个词并不是一个单纯的医学词汇，而是一个整合了社会学、人口学和医学概念的词汇。它在 20 世纪女性主义的思潮之下诞生，那时有越来越多的女性开始为自己所经历的生育损失发声。许多有相关经历的女性以及一些社会支持组织对医学术语中使用的流产一词表示不满，因为流产一词与大众认知中的"选择性流产"有关，这会让一些经历自然流产的女性受到宗教甚至是污名化的道德评价。

妊娠丢失的定义是指整个妊娠周期的自然终止，包括生化妊娠、胚胎停止发育、自然流产及死胎。在《产妇年龄和既往复发流产次数的活产率》的研究中发现：年龄在 45 岁以上的女性流产率飙升至 75%；连续 2 次流产后，有 91% 的概率可以再次受孕；如果有过 7 次或更多的流产，这个比例就会降低到 20%；女性在 40 岁以后流产率增加 1 倍，45 岁以后增加 3 倍；如果伴侣或捐精者年龄在 40 岁或以上，流产率也会增加。

现代研究明确显示：经历妊娠丢失的女性可能出现抑郁、惊恐障碍、强迫症、侵入性思维或创伤后应激障碍（PTSD）症状，其焦虑的风险也会增加。并且夫妻双方都有可能经历这类心理健康的挑战，若没有及时获得支持，还可能形成复杂性的创伤后应激障碍，长期影响正常的生活和健康，更严重时还可能导致婚姻破裂、精神类疾病甚至是自杀等。

在半年内再一次怀孕能够有效缓解一部分经历妊娠丢失女性的悲伤。然而一旦怀孕，又有可能引发一系列的不良感受，并伴有抑郁、焦虑、创伤后应激障碍症状。有些再次怀孕的女性会试图不与她们的胎儿建立情感联结，保护自己免受再一次的创伤。还有一些女性常常会觉得自己的身体似乎衰竭，质疑自己是否有能力生下一个健康的婴儿，并认为她们的身体背叛了她们。事实上，经历多次人工流产的确会引发继发性不孕。

由于经历妊娠丢失的人群相当庞大，越来越多的心理咨询专业支持团体也大量出现，为社会人群和专业医疗系统提供哀伤护理的支持，同时有专门针对围产期哀伤护理的专业技能培训，陪伴这些家庭更稳定地度过这个悲伤阶段。

另外，对于有过妊娠丢失的女性和家庭，建议他们在妊娠丢失后和第二次怀孕前，进行专业和全面的生育健康咨询，通过解决妊娠丢失带给他们心理上的创伤和压力，帮助他们以更稳定的身心状态走向下一次怀孕的旅途。

5. "试管妈妈"的自我关怀行动

　　2023 年 6 月是我职业生涯的里程碑时刻，我第一次以围产期心理咨询师的角色参与一个不孕不育领域的高峰论坛，与到会的几百位临床医生分享辅助生殖家庭的心理健康话题。会上业内专家披露的信息是，我国目前每 100 万个孩子中就有 30 万到 35 万是通过辅助生殖技术来到这个世界的。

　　辅助生殖技术，简单地说就是利用科技和人工手段代替自然生殖过程的技术，包括人工授精、体外受精的胚胎移植、卵胞浆内单精子注射、精液冷冻、胚胎冷冻等技术，能够帮助不孕夫妻达到生育的目的。这个技术也存在两面性，一方面为很多夫妻解决了生育难题，圆了他们成为父母的梦；另一方面由于治疗过程与结果存在不可控性，加之不孕本身就是社会生活中重大的压力源，这些家庭往往都面临身体、心理的双重负担。

　　使用辅助生殖技术，不良体验最多的是女性，各种检查和操作令身体本身非常不舒服，而且反复地取卵会对身体造成一些并发症，很多女性还认为这令自己的身体失去尊严。也正是前期这些使她们感觉痛苦的事情，令很多女性对腹中的孩子产生消极和排斥情绪，这可能最终导致再一次的失败。我在辅助生殖中心心理门诊工作的时候感触尤其深刻，压力过高导致妊娠失败是非常高频率发生的。

　　当然，也有受孕进程顺利的女性，在因新生命的到来而感到喜悦的同时，也激发了她们更多的担忧和恐惧，对生活中经历的事情都会保持高度的紧张，生怕某件小事会令自己失去这个得来不易的生命。我几年前给一位妈妈咨询时，在与她交流的前半程，她说到生活中各种各样非常微小的事情，每个事情她都要问一下是否会影响胎儿，她甚至担心上下楼梯时身体位置的变化会让她失去胎儿。我强烈地感受到她的焦虑以及对胎儿安全的关注，在一个小时的交流中我们建立了充分的信任，在离开前她才告诉我："谢老师，我现在40多岁了，这次怀孕与先生选择了试管婴儿，所以我特别担心……"

不得不说，这位妈妈愿意主动来找我进行咨询，这本身就是一种特别良好的缓解焦虑的健康方式，随着咨询的深入，我也教给她很多调节焦虑的方法。当然，还有相当一部分的妈妈们，她们越是难受越是会待在家里一动不动，处于一种无人陪伴和交流的封闭状态，一个人独自承受着内心的害怕和紧张，甚至会因为无法安放的紧张情绪而向家人发脾气。

戴蒙德（Diamond）作为一位为辅助生殖人群提供心理支持的学者，她在关于生殖创伤的著作中也对这一人群有具体的描述：高龄女性一旦怀孕后，在孕期及分娩时就可能会有较多并发症，严重时可能会危及母婴双方的健康。因此，在这个特殊阶段呈现出来的心理因素通常与生理因素互为因果，近一半以上高龄孕产妇表现出自卑、抑郁、焦躁多虑的负面情绪，部分还可能出现严重抑郁症状。在整个过

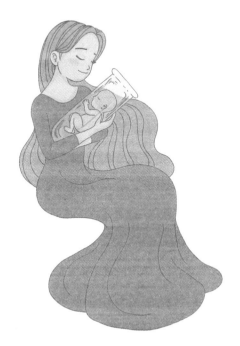

程中女性因为极易产生不安、抵触、怀疑、治疗依从性下降等态度和行为，又反过来会影响受孕的结局。这一趋势在国内外的研究结果中也有较为一致的呈现，因此，带给我们的思考是，专业机构的医务人员在提供辅助生殖技术干预的同时，也应高度重视这类人群的心理健康，进行一些补充服务，并采取相应的干预措施。

我曾经接触过一对夫妻，他们从黄金生育年龄开始备孕，经历了9年备孕无果之后进入高龄之列，最终借助辅助生殖技术做了父母。在整个孕期他们以积极和良好的情绪状态面对这个新的生命，最终准时迎接来健康的宝贝。所以，接下来我想为选择辅助生殖技术的准妈妈们提供一些自我照护的方式与方法，让她们有意识地做好充分的自我照护，并相信自己的身体和宝宝的力量可以让彼此平安健康地见面。

第一个行动是：在选择以这种方式孕育之前先对整个过程进行充分的了解，评估对自己的身心可能产生的影响，与自己的伴侣深入交流，最终确认自己是否愿意选择这样的方式成为母亲。这是一个非常重要的前提。如果我们在完成一个重要的行动前，对自己可能经历的身心挑战都毫不知情，或是在内心认为只是为了伴侣为了家庭不得不选择这种方式的时候，那么极可能导致自己在过程中经历更多负面感受，即使最终迎来了孩子，也有可能迟迟无法接受孩子甚至是自己的母亲身份。这也是导致女性产后抑郁或母婴关系断裂的核心原因。

第二个行动是：无论在哪个阶段，一旦出现令自己困惑和不安的问题时，一定要学会主动向专业人员获取信息。当然，选择信息渠道时首选专业的信息平台和拥有专业知识的人，他们可以是你的医生或专业顾问，在你遇到一些问题的时候能及时回应，这种专业、畅通的沟通形式，会令我们内心拥有良好的支持感和安全感，能有效降低过度的担忧和持续的紧张感。毕竟高压力的身心状态本身就会对早期胚胎的稳定着床造成不利影响。此刻要提示的是，互联网上信息源很杂乱，身边的一些人也许有过类似经历但并非专业人员，因此请务必保持一种能力：主动屏蔽这些非专业的信息源，否则会带来更多信息上的混乱和焦虑。

第三个行动是：在你愿意的情况下，不妨去找一个让你信任的心理咨询师，这个咨询师可以在你感觉紧张或有压力的时候提供良好的放松技术指导，比如利用音乐、绘画、冥想等各种方式及时解决你的压力感受、帮你放松心境。心理咨询师还有一个重要的功能就是，能够以专业的方式听你倾诉一些无法和家人与朋友表达的情感和担忧，并有效疏导在生活中发生的一些负面情绪，提高个人的心理应对能力。一旦获得支持就更令我们感到内在力量，以及重新获得自己对生活和生育事件的一部分控制感。

第四个行动是：可以同家人加强交流与沟通，以充分获得你期待得到的来自家庭的情感支持。有时候女性并不擅于表达自己的情感需求，而是习惯性地压抑。然而，在各民族的文化系统和相关研究中都发现，女性在生育过程中，能够得到来自家庭、家族越多的情感支持，就越能够激发她的生育信心。当然，交流和沟通的前提一定是令我们感觉信任的家人或家族成员，同时，他们也会很乐意了解我们的当下情况并提供帮助。

第五个行动是：找到与自己经历相同的团体。无论这个团体是线下的还是线上的，是自发的还是有人组织的都可以，因为经历相同所以这个群体之间会产生更多的认同和理解，而这种情感支持是前文所说的医生、顾问、心理咨询师、家人和闺密都无法提供的。在以辅助生殖技术达成孕育的过程中，存在非常多细腻的、敏感的情绪也是自然受孕的女性无法体会到的，只有经历相同的人才能真正感同身受地理解和体会。因此，这个群体的存在也可以被理解为一座令我们内心无比安全的心灵港湾。

📖 围产期心理关键词：生殖创伤

当我们想孕育一个孩子的时候，事实却没有像希望的那样发展，无论男女都会处于一种生育事件的负面体验之中，这种压倒性的、创伤性的心理体验常常是不孕不育带来的压力以及其他负面的生育事件，如流产或死产等，这种感受包括**生存、身体、情感和人际关系**领域，可能超出一般人的应对能力，被称为生殖创伤（reproductive trauma）。这种状态可能还包含以下情况：

——超出人类通常经验范围的任何事件或感受，比如内心痛苦并且不甘心，为什么别人可以顺利生育，但我不能。

——身体或情感或两者同时让自己有压倒性的感受，比如一种令我们难以应对甚至无法面对的事情或情绪。

——对你或者伴侣的身体完整性的威胁，比如我们感觉自己的身体或器官无法完成生育的功能，甚至需要反复的手术。

——可能是一个单一的破坏性事件的结果，也可能是一系列事件逐渐积累并最终击垮了我们，比如身体疾病、婚姻关系紧张、治疗的经济压力等。

对于经历生殖创伤的人群，他们可能经历了不孕症的诊断，也可能正处于治疗的某一个周期或治疗阶段。其中早期的研究者格瑞蒂（Gerrity）提出了以下五阶段论。

1. 诊断前：怀疑有问题后不到 1 年，仍在诊断过程中。

2. 治疗初期：诊断工作进展顺利，并开始了治疗计划（通常不到 2 年，有一个已确诊的生育问题）。

3. 常规治疗：尝试过 1 种以上的治疗方法，被 2 个以上专家诊治过，参与治疗超过 2 年但少于 5 年。

4. 反复治疗：5 年或 5 年以上的医疗干预，有多种问题，无法解释的不孕症以及多种特殊情况。

5. 结束治疗：已经完成不孕症的诊断但没有按计划继续治疗。原因包括（1）被诊断为无法解决的医疗问题；（2）有亲生子女；（3）收养；（4）决定保持无子女。

不容回避的是，无论是不孕症还是妊娠丢失（流产）或是产后抑郁症，都属于生殖阶段的创伤性体验，这些看起来名称不同的事件都在攻击我们的身体、情感和自我意识。这些事件给处于这一阶段的人群造成多种复杂的损失，会深度影响最重要的家庭关系，使身处其中的人感到"我不再属于自己"。

美国生殖医学协会的数据显示，男性和女性不孕不育的诊断概率是一样的，大约 1/3 是由男性因素造成的，1/3 是由女性因素造成的，其余的则是夫妻双方都有不孕不育问题，或者问题无法解释。同时发现，面对不孕不育的结局，无论原因是否与女方有关，事件中的女性都会比其伴侣承担更多的内疚。

6. 生娃如拆"盲盒"：
健康的父母也会生下不健康的孩子

多年前，有一篇文章在全网爆火，名字是《有多少孩子是产检的时候没事，出生后才发现有问题的》，有非常多的人一边转发一边鼓励这些父母。然而，作为一直进行生命和生育教育的科普工作者，对此我除了充满遗憾外还有更为冷静地反思：我们哪怕经历了很多教训，可能依然会忽略一些关于生命健康的本质信息，那就是健康的父母未必能生出健康的孩子。

你一定会质疑，这不符合遗传基因学逻辑啊！不能否认的是，在DNA被发现以后一度出现了"基因决定论"的热潮，相当数量的科学家乐观地认为所有的生命质量都可以从基因入手控制。遗憾的是，表观遗传学的发现刺破了这个乐观的泡泡——基因一边在按部就班地复制，一边也会悄然无息地变异。这个宏大和充满了不确定性的环节，在生育的过程中，将于子宫这个"黑匣子"中上演。

米歇尔·奥登（Michel Odent）曾提出"子宫生态学"。他作为一名妇产科医生，在伦敦建立了原始健康研究中心，目的就是研究人类早期的生活经验可能引发的长期后果，在研究中发现：人们的健康基础是在受孕和婴儿1岁之间形成的。他的研究影响了现代分娩史，并在母婴健康领域发挥了重要的推进作用。"子宫生态学"向我们警告：在子宫中生活的胎儿即便拥有健康父母的基因，也会受到子宫内诸多因素的影响，导致在子宫生活之中发生意外，并在身体和心理上出现异常发育的各种可能性。而这一切都可能是在一系列无意识的情况下发生的。

多年前我曾经遇到一对夫妻，在评估了他们的工作压力与生活状态后，当我说到是否要适当进行孕期生活的调整给胎儿提供一个更好的发育环境时，夫妻俩用很简单的回应拒绝了我，他们说："谢老师，我俩都是国际名牌大学毕业的，也算是高智商人群了，这孩子的基因质量肯定没说的，我们非常相信我们的孩子出生以后一定会非常优秀。"然而，他们的孩子出生之后，与同年龄段的孩子相比，社交能力和语言能力都处于发育迟缓的状态。当然，这只是一个不算太糟糕的案例。

上面提到的高智商、学业和事业双优的夫妻，他们的基因也许真的非常优秀，在他们享受这种优越感的同时，恰恰面临最大的风险可能就是，会本能忽略一系列重要的并且会直接影响生命质量的行为：他们处于高强度且有成就感的工作之中，他们的身体也一直处于高压之下，同时可能伴随的就是不健康的饮食习惯以及不正常的作息。从生物学视角看一个获得巨大事业成就的人也只是5万亿个细胞的聚合体，在微观环境下，他们身体的每个细胞都在因为获得成就而过度消耗并承载着压力毒性的破坏。此刻作为其中的一种生殖细胞，受精卵也已经不是一个高质量的细胞。

如果一个受精卵幸运，可以在妈妈的子宫里安住下来。如果这个女性对自己生活的不良状况毫无察觉也完全不做任何调整的话，在整个孕期依然忙碌于高压工作之下，持续经历着各种业绩、精神甚至孕期身体不适的干扰，情绪无法消解时可能会通过熬夜、吃垃圾食品减压，这些行为都会直接作用于子宫内的胎儿。

孕早期的胎儿，组成他身体、组织和器官的细胞正在快速和剧烈地分裂，持续的压力或不良生活习惯最常导致的结果就是胚胎发育停止造成流产，这是一种可见的破坏性结果。当然，还有一种情况就是导致胚胎无法正常地发育或是出现畸形。

从孕中期开始胎儿已经更加智慧，他们在外部形态上趋于完美，顺利"躲过"科学筛查的环节，同时存在的挑战是，B超下无法被监测到的胎儿大脑和心理发育的缺陷则可能被悄悄地隐藏下来，最终会在出生后的几周、几个月或是几年呈现各种各样的问题——如我们现在所见的数据，早产儿、脑瘫儿和孤独症儿童以及低年龄的抑郁症儿童的数据在全球范围内都在逐年上升。

每当我用理性的方式为这些父母提供专业信息的时候，有一部分父母会重新审视对生育事件的了解，一些父母在做完生育咨询后的感受就是：原来怀孕是一件这么复杂的事情。当然，还有一些父母们则会本能地排斥和拒绝，要么认为研究不成熟，要么坚定地以自己过去的知识储备来反驳，要么就以强烈的自信确定这只是小概率事件而已。这种"幸存者偏差"无处不在，很多人在此刻都是一只鸵鸟，一头扎进自己那个信息量极其有限的逻辑圈，主动屏蔽和忽略那些未能幸存的人之所以失败的关键信息。而互联网的好处在于，让未幸存者有机会发声，因此，有了本节开始的那一个场景——为了稳定我们内心对于"生一个不健康的孩子"的恐惧，就去安抚和祝福那些幸存者吧！

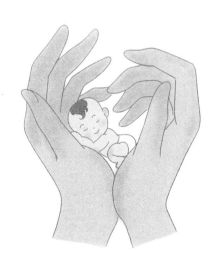

　　也许你会问，如何不抽到那个

令人不安的生育"盲盒"呢？就这个问题属实无法用一句话给出标准答案，这同时是这一章节设置的意义所在，先引发你的重视，然后在下一小节将细说方法论。在此简单地总结如下：

在备孕时，先与伴侣共同就"成为父母的动机"想明白，说明白，哪怕是争执明白。只有如此，在心理上接受父母角色的同时，还能在此基础上主动承担起为这个生命的基础健康负责的一系列行动：积极优化双方的身体质量，调整生活和工作压力以及稳定关系。成功怀孕后，夫妻双方会顺利地转换父母的角色，并自然而然地激发双方的母性与父性。准妈妈会主动感受母亲的本能，去爱护孩子，做好知识储备，并为其提供良好的身体支持和丰富的情感滋养；准爸爸会主动参与其中而不是游离在外。孕期就是从一个两元关系拓展到三元关系的过程，准父母与胎儿一边建构一边磨合新的家庭关系。在一个充满了父母之爱的子宫中发育的胎儿再有健康父母的健康基因加持，最终将以更健康的身心状态成为你们的孩子。

当然，出生后的养育和教育环境又将成为新一轮不确定的影响因素。戏剧性的故事和生活的大翻转一直在上演。

最后想说的是：产前科学领域的研究者马不停蹄地掀起一场颠覆我们关于子宫环境与胎儿发展之间关系的认知革命。当我们强化了子宫环境的重要性时，也有可能形成除"生育"之外让女性承担的第二种压力，就是把"孩子的健康或问题"统统归咎于母亲。事实上，除母亲之外，整个家庭甚至是整个家族都有义务和责任保护怀孕的健康，当一位母亲正在孕育一个新生命的时候，她向子宫里的胎儿传递的不仅是自己的生物信息，还有来自她的伴侣、家庭以及社会向她传递的支持或压力的密码。

围产期心理关键词：子宫生态学

2006 年，米歇尔·奥登教授提出的子宫生态学（womb ecology）理论，打破了大部分处于生育阶段的男性和女性对这件事情的过度乐观。

目前有足够的数据表明，我们在日常生活中长期暴露在环境污染、药物、烟草、酒精、不良饮食习惯和压力环境中时，身体细胞和体内微环境已经直接或间接地造成了生化污染，而这些改变都是在比细胞单位还小很多的分子单位上产生的——看起来我们的身体器官还没有疾病，但精子和卵子细胞却不一定是健康的。

一旦怀孕，所有的风险就将全部由胎儿来承担。孕早期正处于胚胎细胞分裂与极其精微的编程时刻，任何一些在我们身体中存在的极低量的化学物质，比如看起来并不多的酒精或是少量的药物甚至是压力导致身体自生的神经递质，都可以通过细胞信号传导，最终对胎儿发育产生明确的破坏性结果。有的胚胎早期会以流产的方式结束生命的旅程，而另一些在身体和器官上发育出现问题的胎儿可以通过多次的产前检查被筛查出来。

还有一些更令人震惊的研究结论是：来自子宫内的生化污染还会从胎儿期就影响男性的生殖健康和人类整体出生性别的比例。比如男性生殖道疾病发病率的增加也与子宫内的生化污染相关，多年积累在人体内的许多合成化学物质破坏了体内正常的激素生态，会明确干扰在子宫内生命早期阶段的男性生殖系统和生殖器官的发育，从而提高隐睾症、睾丸癌的发生率以及降低精子平均数量。同时，男性胚胎的脆弱性对子宫内不良环境的反应也呈现在越来越多流产的男女比例和出生时男女比例的数据上。

而我们面临最大的风险警告，是来自胎儿神经和智力发展的潜在灾难。来自母亲体内的长期压力往往会塑造一个适合在危险环境中生存的大脑：注意力不集中、反应过度、情绪控制能力差、无法平静和满足。除此之外，孕妇的慢性压力还会引发低出生体重、早产儿高发；妊娠中期的主要压力还与更高的孤独症风险有关。

奥登在英国伦敦创建了原始健康研究中心，积累大量的研究都在揭示：人体健康的基础期是在胎儿期、围产期和产后一年中形成的。他因此提出，改善产前环境的最有效方法，就是我们需要为孕育生命专门做好准备。专业的孕前咨询对于打算怀孕或正在怀孕的妇女和她们的伴侣来说，是一个充满希望的、令人鼓舞的方法，可以让每一对夫妇通过最大的努力来优化生活环境，从而改善他们个人的身心健康，迎接一个健康生命的出生。

7. 生育规划：从备孕通向怀孕的桥梁

有一位总跟自己怀孕的妻子发生争执的先生找到了我。他的妻子总是抱怨他不想要这个孩子，而他却拒绝被这么评价，这件事情总会导致两人在孕期生活中出现冷战。在我们一起回顾这次生育事件的细节时，他分享了很多非常真实的准爸爸们的心里话。

"其实我和我太太结婚的时候就讨论过'什么时候要孩子'这件事，我们都认可要孩子这件事情，当时我说希望在我事业稳定后再着手准备，也就3到5年吧，可是没想到结婚刚半年多，她就意外怀孕了。说实话，这对我来讲真是一个巨大的压力和挑战，我们俩在孕期也总是会为这件事发生争执。

每次争执时，她总揪着我说过'想要孩子'这句话，但根本不关注我说是在3到5年后要孩子。也因为这个，每次她让我跟她去学习、去给孩子买那些小东西，我都不想去而拒绝了她，为此她就觉得我不爱她和孩子，为此哭过也吵过……私下我想想这些事情，其实也会觉得很内疚，可是那时真的很难控制自己的情绪。冷静思考一下，大概是因为我很恐惧面对这些被打乱的生活和工作计划吧。"

在男性世界中，通常他们非常关注每一件事情确定性的结果，这是令他们感觉安全或是不安全的关键要素，上述那位爸爸强调生孩子的前提是在 3 到 5 年事业稳定之后；而在同一件事情里的女性，才不管是 5 年还是半年，只要怀了孕就期待伴侣表达对孩子的欢迎和在意。双方只站在自己的视角解释问题而不了解对方的感受，是生育事件最常见的冲突。

为了让每一对夫妻都能够顺顺利利地计划备孕生活，并以更稳定的状态度过孕期，欧美国家针对生育事件有一套被称为"整体育儿计划"的解决方案。这个系统是专门为那些婚后想要进入生育生活的夫妻提供支持的，会有专门的和专业的人士帮助那些夫妻分析、解决他们对生育这件事情的担忧，带他们看到问题根源并解决问题，规划新生命到来需要做好的准备，平衡事业与家庭之间的关系，甚至会帮助这些家庭提前做好三口之家的财务规划，最终的目标就是降低夫妻双方在生育事件中的冲突与矛盾，以提升每个家庭在整个孕产育生活期间的幸福指数。

"整体性"回归到生育事件上就在强调：从准备怀孕到经历怀孕以及到孩子的出生和养育，是一个长期的、多因素、多变量综合作用的结果。围产期心理健康工作者的专业主张是：准备怀孕的家庭需要夫妻双方共同探讨"成为父母的计划"，包括讨论一些更加深入且实际的问题。你也可以直接按下文"抄作业"，准备属于你们家庭的生育计划。

第一步，夫妻双方要坦诚表达对"成为父母"这件事情的想法和意愿，并对给自身和孩子双方带来的好处进行思考。这是一个超棒的开始。我们做一件事情之前，如果提前能有机会表达态度并明确对自己的好处，并且还知道远期对自己孩子的好处，那么我们将会有更大的意愿和更多的动力去实施和达成这件事情。

第二步，父母作为桥梁让未来的宝贝平安健康地来到这个世界，就得主动清点全套行动清单：夫妻双方都要针对备孕就身体包括生殖系统进行系统的检查，对于体重、饮食营养、生活中化学物质的暴露、娱乐、作息和压力应对等方面进行共同的系统调整。建议进行 3~6 个月的准备，这考验的是我们的自律以及家庭合作的能力，而这一系列行为传递的信息就是：作为孩子身体健康的两个投资人，先踏踏实实地做好准备，而不让孩子未来承受敷衍的后果。

第三步，一起讨论当我们成为父母时，要如何面对孩子成长过程中父母的投入、责任以及自己的感受。感受没有好坏高低之分，都是对我们应对能力和应对资源的考验，因此每一种感受对于夫妻双方都很重要，在提示我们提前做好充分的心理准备，在想的时候大脑就已经开始思考要如何处理这些事情。同时可以探索父母在应对不同感受过程中的心理弹性以及家庭系统的支持性。

第四步，将双方的内心冲突一起进行交流，这绝对是一个极好的环节。给孩子一个健康的身体只是一个开始，而一个情感融洽的家庭、对伴侣的忠诚、对家庭的支持都是责任的一部分。我常常听到一些夫妻感叹，生了一个孩子或养了一个孩子后突然觉得两个人一下都成熟了。敢于提前思考潜在冲突本身就是一种成熟的能力，不仅是我们反思的机会也意味着可以提前准备，否则事发当下就不是思考而是抱怨或是想办法推卸责任了。

第五步，夫妻之间一起交流生育后自己对个人未来发展的设想。这个主题更像是我们与未来自己的对话。女性在生育生活中常常都会是付出者的形象，在现代已经有越来越多的家庭打破了角色刻板设置，有一些爸爸们在家庭中妥妥地承担起全职爸爸的角色，把家庭、事业、育儿各方面都平衡得很好。在这些家庭中，我们看到的是社会文化的开放和进步，也是父母角色公平自主的选择和表达。

研究子宫环境对胎儿影响的另一位学者纳撒尼尔（Peter Nathnielsz）教授曾说过一句话，深深地印刻在我的记忆中，他说："我们离开这个世界的方式和时间在很大程度上是由我们进入这个世界的方式决定的。"

反观成年人的现实世界，我们在可见的生活与工作中，总有特别多的重要的事情需要做计划，比如在年初、年底要有工作规划，储蓄投资要有财务规划，个人发展要有职业规划，旅游玩耍还要做行程规划。当我们孕育生命成为父母时，却可能忽略了这一本独一无二的"生命之书"的序言——作为父母的我们，为这个新生命健康地到来都提前做了什么准备呢？也许当我们正式在备孕阶段，认同自己将成为孩子未来生命的规划师时，就能够以一种发展性的思维和眼光去看待准备怀孕这件事情。

我会反复强调的一个事实是，生育其实是一件非常失控的事情。别看事情是发生在我们的身体里，但仔细想想，我们能决定的只有在什么时候做爱，然后其他事情就如同在身体微观世界里脱了缰的野马，精子与卵子能不能结合不知道，受精卵是停在子宫还是跑到输卵管我们管不了，进入子宫中着床是在刚刚好的地方还是在子宫颈我们无法控制，在发育的过程中哪里可能出现闪失我们看不到，什么时候发动出生也是孩子说了算……因此，我们在能够控制的事情里，尽可能地做好所有的充分准备吧！

围产期心理关键词：胎儿编程

在《发展心理学》第八版"孕期发展和出生"的章节中，有一段关于"胎儿规划理论"是这样描述的："胚胎规划理论的视角是把发展的过程前移，将子宫也看作一种发展环境，这种环境可能影响胎儿的大脑和其他控制系统的发育……大脑以及其他器官和系统的发展以与子宫环境相适应的方式进行规划，所做的规划在出生以后会影响儿童的发展……胎儿规划理论不仅关注对胎儿发育有不利影响的子宫环境，同时指出，健康的子宫环境可能通过细微持久的变化对胎儿的发育产生积极影响（与消极影响作用的方式一样）。"

这一主张与英国的流行病学家戴维·巴克（David Barker）的研究密

切相关。他在研究中发现，在"二战"期间一群处于饥荒中的孕妇不得不吃郁金香充饥，而她们生出的孩子即使在食物充足的状态下，依然会更多地摄入高热量的食物，甚至会更多地发生代谢类疾病。他因此提出了巴克假说，即成人健康的胎儿起源说（Developmental Origin of Adult Disease）。现在由世界卫生组织在全世界范围内提出的"生命早期1000天"的发育规划（developmental programing）概念也有其重要贡献。

戴维·巴克在论著中表示，像其他生命早期的生物一样，人类是"可塑的"并能够适应环境。胎儿规划或编程（fetal programming）就是指在早期发育过程中子宫内的消极因素会永久性地改变生物体的结构和功能的现象。更残酷的是，在子宫中被"编程"了疾病的人可能到后半生才会显现症状。这种效应在人与动物之间都存在，即在怀孕前和怀孕期间的母体在饮食、环境甚至压力进行微小的改变，导致的结果可能是生长减缓、出生体重低甚至是先天患有代谢类的遗传性疾病，甚至还有研究观察到长期处于压力下的母亲，其孩子出生后患上孤独症、阅读障碍等问题的风险更高。

子宫，是生命早期最重要的发展环境，会影响胎儿大脑和身体其他系统的发育。在孕前充分地了解和准备，为即将入住的胎儿创造一个积极的、安全的、可适应的子宫发展空间，此刻每一项规划，在孩子出生以后甚至成年阶段都将持续发挥重要的作用。

8. 备孕阶段的创造性练习

准备成为"父母"，不仅是个人生命的重要开始，更意味着会创造一个新生命。这无疑是一段精彩旅程，包括内在的、情感的、心理的、身体的和关系的探索。

站在为人父母的门槛前，有一次重要的机会和珍贵的选择，可以让我们探索在童年时没有解决的情感议题，以及思考成为一个母亲或父亲需要哪些情感和精神的关注。

这是你以一个人、一位伴侣以及一个未来父母的角色探索个人感受的宝贵时刻。在成为父母前，夫妻二人要评估各自的心理准备和认知，这点非常关键。如果父母都把孩子当作成年人来回应，而不是带着个人化消极的心理或者情绪上的困惑去敷衍，那么所有的孩子都会因此受益。

为了优化即将到来的孩子的整体健康，作为父母的我们，不仅要考虑的是双方的自尊和自我表达是否健康和富于弹性，还要面对生活和饮食习惯的调整。准父母的心理状态也要平衡，女性在怀孕之后其心理健康状态会影响孩子的健康；父亲的心理健康对于母亲和孩子的心理状态也存在潜在和无形的影响。

本书提供的所有练习都建议夫妻双方共同参与和完成。但通常我会建议先在不受伴侣干扰的情况下做独立思考，太多时候我们都在专注于如何满足他人的需要或是如何控制他人满足我们的需要，而忘记最重要的事情——倾听自己内心的声音和需要。所以，一个人先思考，之后可以在双方都愿意的情况下，约定时间分享自己的结果。

当一个人进行思考时，建议营造一个安静的环境，暂时关闭那些可能对你形成干扰的信息源。仔细阅读并思考每个问题，让自己内心最真实的想法全然、真诚、完整和开放地浮现出来，尝试与自己的内心进行对话。面对担忧，你的态度以及解决方案或是替代方案是什么；面对期待，你对于时间、方式、环境等具体的要求是什么；面对疑问，你想要获得什么样的具体回应。

当夫妻双方讨论时，在一个**不被打断**的环境中展开讨论，可以**基于对方想要讨论的**见解、顾虑或是期待进行具体沟通，面对可能改变生命轨迹的问题更需要多次讨论和碰撞才可能接近解决。在交流过程中，任何表达和想法都没有对错之分，请放下评价性语言（如对或错、好或坏、是或否等），学会倾听以及觉察自己是否能够真正理解伴侣想法背后的深层原因是极其重要的。

【小贴士】

夫妻讨论时可以设定不同的小规则

·定时原则：每次讨论 60 分钟，时间到就结束，并约好下一次的交流时间。可以给自己和对方足够的时间去消化讨论中的重要信息和存在的冲突。

·暂停原则：一旦发生了意见不一致，或任何一方出现情绪波动时，也可以使用"暂停"。情绪会令我们无法理智地思考和对话，停下来是为了之后更好地沟通。

练习 1：当准备孕育一个孩子时，列出你的个人计划

尽可能完整地回答以下问题，没有正确答案，你也不需要评价自己的任何想法。

1. 对于成为"父母"这个角色，你做了哪些准备？

2. 你已经做的准备，对于孩子而言会有哪些好处？

3. 你尚未进行的准备，对于未来的孩子可能存在哪些潜在风险？

4. 从孩子出生前到出生后，你将如何成为孩子身心健康的"中间人"？

5. 成为一个心理健康的父母，对你的孩子有什么好处？

6. 面对孩子成长过程中不同的阶段，你觉得哪个阶段更有趣，哪个阶段更棘手？

7. 一旦怀孕，就需要为健康生命的到来做出一些牺牲，你认为会有哪些具体的事件？分别列出你愿意做出的改变以及不愿意做出的改变。

8. 你觉得生育一个孩子，会在哪些方面给你的生活方式带来积极的改变？

9. 你认为在你的生活中与"生育"相冲突的重要领域是什么？如个人价值、职业发展，或者家庭结构等。

10. 列出你在工作和生育方面的收益，尝试调整和优选出对应的目标，并进行承诺。

11. 当你确定要成为父母时，审视以下问题，设计一个你的**个人计划**，包括以下几点：

（1）你的身体存在的健康问题是什么？你打算如何改善？

（2）你的心理健康存在的问题是什么？你打算如何改善？

（3）你的经济目前存在什么问题，你打算如何改善？

（4）你的职业发展存在什么问题？你最希望改善什么，如何改善？

（5）你和伴侣之间存在什么问题？你最希望改善什么，如何改善？

（6）还有哪些你认为重要的其他问题，以及你打算如何改善？

练习 2：为受孕准备你的身体

怀孕之前，非常重要的事就是身体健康的评估，这绝对不像吃叶酸那么简单，这关乎你在成功受孕之后的生活质量，更关乎小生命在你身体里是否能够安全、健康地按生命发育程序顺利来到你的生活中。

同时，需要保持清醒的是，受孕的准备不是女性单方面的事情。如果你的备孕计划里包括你的伴侣，那么请直接开始进入下面具体内容的评估；如果答案是否定的，别怕，这并不意味着你犯了什么错，只是值得我们好好思考一下发生了什么让你打算一个人面对这个重大的人生事件，以及是否打算改变这个状态呢？

本节的练习，不仅可以成为你的备孕计划，甚至有一些条目可以成为你备孕计划中的准则，来进一步帮助你丰富和完善你的备孕计划。为了确认这是一个可实施的计划，请如实地回答每一个问题，并且尽可能具体点儿，如果其中一些信息能够以数据化的形式呈现就更完美了。这易于追踪你的目标是否合理，或者能否有效达成。

1. 你在孕前准备中期待达成的身体健康目标都包括什么？

2. 你想什么时候开始你的计划，你认为需要多长时间完成目标？

如果可以，请在评估完以下所有问题后再回顾一下目标是否合理或是否需要调整。

（1）你身边有这方面的专家吗？你是否打算找到他们并请他们帮助你高效精准地了解孕前准备所涉及的重点内容甚至是医疗检查？什么时候行动呢？

（2）一个健康的生命是从健康的卵子和精子开始，你是否考虑了解它们的健康状况，并整体地持续优化和改善它们的健康状况？

（3）你如何评价当前的体重和饮食状态是否合适受孕，是否想改变或调整你的体重和饮食方式？如果想的话，具体的改变方式和目标都可以写得具体点儿。

（4）你是否知道孕前需要添加的补充剂、添加原则以及过度添加的危害？

（5）你是否充分了解你和伴侣双方的家族成员是否存在一些你们不了解的遗传类的疾病？确认得越具体越好，一些疏忽和遗忘的信息有可能威胁到小生命在出生前和出后的健康状况。

（6）对于你目前已有的运动习惯，你是否明确对你和未来的孩子健康是有益的方式还是风险？

（7）你如何评价自己的生理周期，你认为生理周期的状态与备孕是否顺利紧密相关吗？

（8）对于日常饮食、生活环境和工作环境中隐藏着的化学风险，你是否充分了解？又打算如何应对和改善，以此来保证未来胎儿的安全？

（9）对于你当前的年龄与怀孕方式、孕育过程和生育结局的关系，你如何评价？

（10）关于高龄或不孕的言论，当下的一些现实生活因素会影响你或你的伴侣对生育的态度或是对孕育方式的选择吗？

（11）你是否感觉到生活中存在的压力？已经明确感受到的压力和身体的反应有哪些？你愿意在孕前去进行积极的调整和改变吗？

（12）你所处的生活环境中，是否有一些生育文化或生命哲学能够在孕前准备阶段带给你和伴侣有益的提示？

（13）在上述的计划内容中，哪些内容是你希望或建议伴侣和你一起去做的？哪些步骤不需要伴侣参与？

练习 3：在心理上有意识地受孕

心理上的准备往往比生理上的准备更重要。特别是在重大且重要的人生决定时，比如打算生个孩子这件事。

在我们经历的几十年的人生中，有一些事在发生后你一定在内心愤怒甚至绝望地呐喊三个字："早知道……"

"成为母亲"几乎是一个没有重置键的程序。此刻真实地面对每一个问题，不仅是对自己的尊重，也是对即将到来的生命最大的善意。

1. 一想到将要"成为母亲"，在你的内心、思想或是精神上，有没有带给你什么特殊的感觉？

（1）你希望让你的孩子知道的是哪些？

（2）你不希望让你的孩子知道的是哪些？

2. 对于这个即将到来的生命，你能想到的他带给你人生的意义和改变是什么？

（1）哪些是你想要的？

（2）哪些是你拒绝的？

3. 你对"心理健康"的理解是什么？如果是 10 分制，你为自己的心理健康状况打几分？你是否有方法持续降低压力以保持良好的心理健康状态？

4. 尝试回忆，你的父母是如何对孩子表达他们的感受和想法，你在其中学到了什么？

（1）令你感觉良好的是什么？

（2）令你感觉痛苦的是什么？

5. 沟通对你而言意味着什么？

（1）你认为健康的沟通是怎样的？

（2）你认为不健康的沟通是怎样的？

6. 关于备孕，请列出三个或更多你认为重要且需要和你的伴侣沟通的问题。

7. 你认为需要改变自己哪种具体的沟通风格，以达到最佳的角色模式？

8. 在你的内心，是否有为即将到来的孩子准备一个独特的空间？如果有，你希望其中充满什么样的情感？

9. 在哪些方面你已经准备好成为父母？在哪些方面你觉得不需要准备？

10. 你与伴侣在备孕中存在什么样的冲突？你们打算如何面对和解决？

第二章

孕期：子宫是生命的『黑匣子』

在一次与优酷平台合作专业课程的过程中，我们从网络上收集到了一个让我印象深刻的问题："我怀孕了，可能会经历什么样的情绪变化呢？"这个问题让从业十多年的我强烈地感受到从"70后"到"80后""90后"，再到当下Z时代的年轻妈妈们在孕期知识结构和需求上微妙且深刻地进化。过去我在工作中遇到刚怀孕的女性，最常见的问题都在诸如孕期怎么吃不胖、怎么运动不胖、产后怎么恢复最快等这类较单一、更外在的问题上。现如今，准妈妈们开始向内探索自己，并关注心理健康，这真是一件了不起的事情。

提前了解自己怀孕阶段情绪变化的价值在于，每一种情绪背后都是一些压力事件和体验在推动。充分了解就意味着有机会提前把孕期阶段各类不确定的感受、事件带给我们的焦虑和恐惧提前解决，让自己和胎儿都能够在相对低压力的孕产生活中度过。

充分的研究指向一个结局就是，孕期母亲感受到的压力如果没有及时解决，会导致自己更高概率发生产前抑郁和焦虑的孕期并发症，以及导致

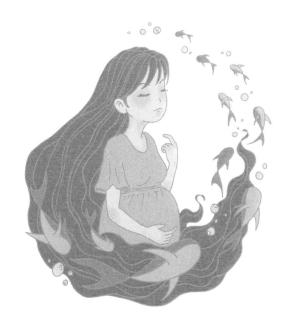

不顺利的分娩甚至是产后抑郁症；同时子宫里的胎儿也难于幸免，孕妈妈所受压力导致的消极情绪在子宫中会通过血液、激素等多种通道对胎儿产生持续性的影响：可能更多地出现低体重或是超重，胎儿的大脑功能和发育也会被阻碍和破坏，表现在学龄期更多的行为障碍和学习障碍，性格与人格发展也受到孕期母亲情绪状态的影响，变得暴躁、冲动。

所以，面对一个即将迎来的新生命，我们是要全力为母亲们建构一个支持的、友好的、低生育压力的环境，还是任由她卷入压力，独自挣扎？作为一名科普工作者，一名十多年专注服务于生育阶段的女性和家庭的围产期心理咨询师，在本章我将为你提供前沿和先进的孕产阶段的心理健康研究实证，与你一起达成以下目标：

——了解每一位"母亲"在孕期心理发展的路径和特点，更正确高效地为自己找到、定位并发现问题，及时获得对应的支持资源，保障整个孕期的心理健康。

——了解胎儿在子宫中的生理编程和心理编程，只有明确洞察胎儿与母亲在孕期的情感联结会成为孩子终身幸福的"蓝图"时，我们才会重新思考自己的孕期应如何度过。

——了解孕期生活中存在的心理压力如何以具体、明确和微妙的方式影响我们自己以及胎儿在身体、心理和关系方面的终生健康，从现在开始就逐步地调整。

孕期有 280 天，必然有它的现实功能和意义。既然在大学里没有一门学科教我们如何正确地怀孕成为母亲，那我们就在此刻，一边实践"母亲"这个角色的丰富性，一边接受"母亲"这个角色背后的脆弱性。先看见自己，再成为母亲吧！

1. 孕育的阴影："成为母亲"的另一面

孕育这件事，表面看起来明明是一个加法。多加一个身份，多加一个人，多加一份责任，甚至多加一种丰富的人生体验——添丁在我们的生育文化里本是好事。大概就是刻在骨子里的对这类生育文化的认同，令人们在过去甚至当前大部分的时刻，包括女性本身都可能忽略"生育"其实是一个自带阴影的事件——忽略因怀孕而纷至沓来的"丧失感"如同张牙舞爪的怪物摄心夺魄，令我们一边内心焦虑泛滥，一边无从表达。

（1）丧失的身份

女性在孕、产、育的过程中，最冲突的时刻就是分分钟"找不到自己"。在家里，随便一个人随口一句话都可能令我们被"花样否定"：这样做不对，那样说不合适，这样想不行——在不同的人眼里我们是妈妈、老婆、儿媳、女儿、女主人。我们稍微为自己解释几句，似乎都会有人受害，然后戳动我们内心的"内疚"死穴。更痛苦的是，在冲突中我们退让，我们共情了所有人，却少有人愿意为我们退让并共情我们。

不知道自己是谁的人，怎么会有人知道你是谁？所以，无论我们要成为谁，首先要成为自己。只有明确自己的定位、权利和责任，才能从容地接受和胜任各种各样的身份以及责任，在对的身份里做对的事，说对的话，只承担该承担的责任，让那些不属于我们的内疚走远点儿。

（2）丧失的时间

"亲代投资理论"的提出者在构建其理论时，首先就考量了生育事件里的"时间成本"。女性身体里的卵子一个月成熟一个，一旦卵子受精，这位女性就要再付出9个月进行孕育；一旦孩子出生，将会改变一位母亲的十几年甚至几十年的时间分配。女性因为这样的生物学特质而在两性关系里成为被追求者。

既然女性在生物机制上存在"稀缺"的属性，物质世界的时间是不可逆资源，更珍贵，为什么男性可以说"时间就是金钱，是成功过程中重要的付出"，而女性在生育事件里投入的时间竟然被很多人认为是"应该的"？谁这么"双标"？难道没有我们自己吗？不发声也可能是一种默认。

这世界本没有"应该"二字，进化的女性站在"奉献"本位，通过承担孩子的养育以支持伴侣的成功——女性的时间价值具有"隐形"的价值特征，更值得被"看见"。越被"看见"，越赋予她做母亲的自信。当然，这样的认同者必须先是自己。

（3）丧失的健康

把"伟大"这个词献给母亲绝不浮夸。在成为母亲的过程中，女性承受强烈疼痛的时刻更多；为孕育生命，女性的身体器官处于极端生理状态的时刻更令人敬畏；人类进化过程中，一方面需要女性完成繁衍使命，另一方面也留了一个漏洞：生育有可能会失去生命。这个漏洞的积极意义在提醒每位女性都别以"伟大"之名而忽略对自己的关心和照顾，评估生育和决策生育，我们有义务让自己在成为"母亲"之前保持身心胜任。

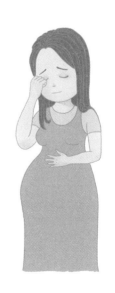

一张被命名为"消失的妈妈"的纪念照，令我

泪目也令我感动。照片里的妈妈是做了虚化处理的，旁边是爸爸怀抱着一个新生的宝宝。无论什么原因，这位美丽的妈妈让我们看到，这世间有一种母爱就叫生死相交。她用身体带来了一个爱的新生命，也因为这一次分娩而失去了自己的生命。

（4）丧失的控制

假如你知道，人类进化过程中若头部过大会导致出生困难，必须以"早产儿"的身份提前出生；并且还知道，人类会使用以"选择性丧失"换取"选择性获得"的先求生再求存的策略，那么你大概率会认同，提前知道生育事件中必须经历的"丧失"，就能在"充分知情"下，以一种相对控制的状态稳定过渡。而不是被"恐惧丧失"和"回避丧失"支配，并被"不得不丧失"打倒在地。

毕竟，"丧失"的背后也意味着成长与成熟——

告别子宫，我们得以降生。

告别脐带，我们得以呼吸。

告别爬行，我们得以行走。

来到这个世界，绝大多数时候我们都可以获得他人的陪伴、指点和支持。而在成为母亲这条路上，似乎只有我们才是自己最体贴的"提灯者"，因为只有我们知道自己内心的期待、节奏和目标，何时快慢迂回，何时披荆斩棘，何时闲庭信步。

所以，在成为一位母亲之前，在获得一个身份之前，在进入一段旅程之前，在经历一次丧失之前，提前了解我们所要经历的事，是对自己最温和的关照。当一切顺其自然在我们准备好的时候发生，对于一个热爱生命、热爱孩子的女性而言，自然就会是一次幸福而又必要的"丧失"。在不计其数的"丧失"背后，建构了我们成为"妈妈"的旅途。

如果可以，不知道你是否愿意为这一次人生的特别旅途创造一个属于你自己的仪式感：真实地看到你在生育生活中不得不暂时放下的探险、化妆品、高跟鞋以及一些美酒美食，为你暂时地放下做一次告别，表达我们内心真实存在遗憾、不舍甚至不甘。

如果还可以，不知道你是否愿意为你人生之旅中与一个新生命的奇妙相遇再创造一次仪式感：真实地确认你在获得一个新身份之后随之而来的新收获、新关系、新体验、新探索和新挑战，这一次关于爱的联结将让你的一生从此不同。

母亲，你好！

围产期心理关键词：哀伤

生育是一种复杂的经历，让女性的社会地位、关系、责任和权利都会发生变化。她的角色有了转变，她与自己母亲的关系有了重新评估。使整个过程复杂化的是，她还必须准备与她的孩子分开。需要承认的是，一些孕妇从孕期到产后实际上可能对自己、对伴侣、对胎儿都存在矛盾甚至敌对的感觉。

对相当一部分的女性而言，怀孕可能意味着失去。仅"失去"这个词听起来就够令人沮丧的了，更何况因为怀孕自己的身体健康、外在形象和丰富有趣的社会生活还都暂时受到影响或者停止了。她必须适应事业停滞，考虑潜在的财务危机，应对自己不稳定的情绪以及对胎儿健康的担忧……这些因素促成了因怀孕而产生的心理痛苦，就会促发哀伤反应（grief）。因此，我们鼓励和帮助新妈妈们表达她们的悲伤，分享她们的悲伤和失去的感觉，这是接纳"失去"最好的方式。否则，在她们内心一直存在未解决的哀伤，就可能会以其他病态的形式激活，如产前或产后抑郁症。

为什么会这样？因为怀孕本身会存在一种功能叫抑制，抑制我们去谈论自己的感受，"好妈妈"的范本要求刚刚怀孕的女性在自主或非自主的状态下去更多地专注自己的胎儿，为孩子做些什么学些什么，所以她们很难觉察到自己需要表达悲伤和哀悼孕前曾经拥有过的那些美好。但有一些妈妈们会呈现出内在的负面感受。通常悲伤反应包括躯体痛苦的感觉、对失去的形象的关注、内疚和敌意的感觉，以及行为模式的改变。还可能在其他的事件中表现出来，如反应过度、关系冲突、愤怒和退缩等。

虽然从非母亲身份到母亲身份的过程对所有人来说都是一样的，但每个女性都是通过自己的看法和自己的社会及心理经历来对待这个过程的。事实上，准妈妈从独立的个体到成为母亲的发展过程，她的依赖性需求会增加，矛盾的是，她既害怕失去自己的身份，又害怕即将与婴儿分离。如果女性有死胎或自然流产等并发症的历史，她可能害怕因死亡或疾病而失去婴儿。

从心理学视角而言，为自己感觉要失去或者必须放弃的东西哀悼，是一种能力。当我们获得这种能力的时候，就能更好地应对当下，面对未来，在内心促进母亲身份的整合，接受并主动适应新的身份，不仅获得了自己新的生活希望，也为新的生命提供了一个滋养且有活力的怀抱。

2. 确认怀孕：拿到情绪过山车的入场券

假如你还没有怀孕，你能不能想象一下，知道怀孕的第一时间你的感受可能是什么？假如你怀过孕，能不能回忆起自己第一时间内心的想法以及做了些什么？

我陪伴了那么多经历孕育的母亲，她们各不相同的经历也许能令我们提前有一个参照系。有的准妈妈说，当她"大姨妈"没准时来的时候，她的内心莫名会有一种恐惧，似乎已经知道结果但又很拒绝去拿验孕棒，她知道自己是拒绝看到"二道杠"的。有的准妈妈说，她知道结果的时候，坐在浴室里的马桶上，不明原因地开始落泪，停不下来的那种，拿起电话又不知道该打给谁，好像一个做错事的孩子又悲伤又无助。还有的准妈妈说，自己发现怀孕的时候第一感觉是兴奋，打电话给伴侣的时候电话那头却是鸦雀无声，甚至让她以为电话出了问题，片刻后传来一个问题"你打算要吗"，这个问题让她一边如同被人扼住了咽喉有说不出的愤怒，一边自己在内心似乎也不太确定答案。当然还有一部分的家庭，看到计划成真的时候，两个人会相拥而泣，或整个家庭庆祝。

总之，对于每个生命的序章，我们都有各自的回忆。可能更为细腻的感受各有不同，但"二道杠"如同一个隐形的密码锁，打开了未知世界的大门。在没有经验之地，无论再美的风景都会令我们内心充满不确定，这恰恰也形成了我们进入孕期的情绪底色。

在过去的时代，"怀孕"是被家族上上下下里里外外道喜的事情，而在现在这个时代常常带给我们的却是悲喜交加的复杂与矛盾。上一刻你可能会找出 10 个理由去成为母亲，在下一刻你可能又会找出 11 个理由拒绝成为母亲。我们腹中那个还没有被感受到的小生命，已经坚定不移地驻扎在子宫深处，有条不紊地跟我们的身体相互融合，开始调动身体里那个"魔术棒"：让你呕吐，让你睡不醒，让你全身酥软无力，又让你情绪极度敏感、脆弱、爱哭。是的，这就是孕早期激素波动的巨大威力。

丰富的研究数据告诉我们，当我们经历意外怀孕的时候，这样的妊娠反应会来得更猛烈，更让我们难以招架。所以有准备的怀孕的确可以让我们在身体、意识、情感和心理上做好多重的准备。当然，这一刻难受的人并不仅仅是女性，伴侣作为一个不善于表达情感同时善于隐藏自己情感的人，他的灵魂似乎也因此奔袭到荒野之外寻求独自的冷静。面对一个意外到来的孩子，很多男性感觉"在没有准备时突然被推进了游泳池"，这种失去控制的感觉甚至会导致男性进入抑郁的状态，可能会用冲动、愤怒、拒绝和逃离的行为来表达对这个事件的态度。总之，此刻的小家庭在这个阶段，要诚实面对的不仅是各自的内心，更是对伴侣关系的考验，需要夫妻从冷静和感性的角度同步去整合：我们将如何面对这个生命以及可能会因他而起伏跌宕的未来。

一旦我们选择"即孕之，则育之"的策略时，不妨一起了解一下孕期三个阶段中女性的身体、心理以及情感都在发生哪些微妙的变化。在此我要强调的是，任何一种情绪都有它的两面性，我们并不需要用好的坏的对的错的去评价和判断它，重要的是学会先看到不同的情绪，并理解它发生的原因和背后需要满足的需求，自然就会有应对方法。

全球孕早期准妈妈的情绪主题词基本分为两个阵营，划分的界线与她们怀孕的动机直接相关。其中一个阵营的妈妈，她们做了 3 个月到半年的备孕准备，得知怀孕后，她们会有兴奋感也会充满幸福感，当然她们也会经历妊娠早期的反应，比如嗜睡、疲惫和可以逐步适应的妊娠孕吐。另一个阵营的妈妈由于是意外怀孕，所以在孕早期的情绪常常是紧张、难过、矛盾甚至拒绝接受事实，除了常见的嗜睡、疲乏感，还可能经历更强烈的妊娠剧吐，严重时可能焦虑失眠、抑郁甚至需要专业的医疗或心理干预。

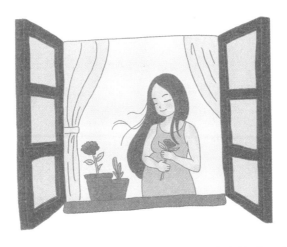

当然，以上两个阵营的妈妈还有高度相似的情绪体验，会在不同的时刻出现担忧的情绪，有时候可能会因为少量的出血或是孕检的指标不合格，而担心胎宝贝的健康状况。直到孕中期胎儿进入更稳定的发育，孕妈妈的早孕反应也缓慢消失，和胎宝宝将迎来一个新的阶段。所以，通常正式对外官宣怀孕的时间，大部分人选择在孕 3 个月左右。此时，对于居住在子宫某处的小生命而言是一个里程碑时刻——他们正式被称为胎儿；也是在这个阶段，准妈妈们悬着的心也安顿下来，与不稳定的着床期拜拜了。然后，母亲身份发展的一个重要行为就是：准妈妈们会主动通过线下和线上各种平台和渠道，主动去获得一些孕期健康知识，为胜任做妈妈做准备了。

孕中期大部分的妈妈因为身体的舒适度增强，伴随着感受到胎动，开始与新生命产生互动，并衍生出喜悦的感受，从而更加接受自己的身份甚至开始享受自己的孕期。有一些孕妈妈早早地就开始有条不紊地计划和行动起来，学习一些产前的知识，跟其他处于孕期的妈妈们进行有趣的社交，跟准爸爸一起和胎宝贝进行充分的情感互动。孕中期的妈妈们也常常会有一种较为共性的情绪，就是慌乱加难过甚至还有自责。这通常是由特殊事件引发的，比如体重超标，孕检发现妊娠并发症，第一次听到胎儿脐带绕颈等。准妈妈第一时间会担心宝贝的健康，然后会觉得是因为自己没有管理好孕期的生活而导致了这个状况，会感觉很对不起宝宝。

此刻要抱抱你，同时告诉你："亲爱的，你没有做错任何事，宝宝也不会怨你哦……"在孕期作为妈妈的你，身体因为孕育宝宝已经承受着很大的挑战，发生各种变化也很正常，当下你已经做得很棒了。接下来要做的就是听从专业人士的建议针对性做好自律和专门的管理，相信你自己和宝贝的努力，相信医生和医院能为你和宝贝提供安全的健康护航，一切都会顺利和适应起来的。

孕晚期的妈妈们，大部分会和胎儿建立深刻且亲密的情感互动，也开始发展和规划自己作为母亲的责任。同时她们也将以分娩为终点结束妊娠期。此刻的妈妈们会感觉自己心里总有一些不同的情绪在交互出现。一种是即将和宝贝见面的期待，终于要做妈妈了，每一个即将做妈妈的体验都独特而甜蜜，你可以充分享受其中；还有一种比较有破坏性的情绪，就是对分娩的恐惧。这种情绪长期持续，不仅会影响孕晚期妈妈的睡眠、饮食和整体的生活质量，还有可能会影响分娩过程和结局。所以我们在孕期系统地学习分娩，了解自己的身体和即将经历的事情，将在很大程度上减少我们的恐惧。

要展开说一下的是，即将面临分娩时妈妈们共有的一种复杂情绪就是，当做好充分的分娩准备后，就像运动员经历了长期训练会有期待上场露一手的亢奋情绪。但有时候有可能沉浸在焦虑之中，会控制不住担忧分娩的过程，担忧胎宝贝出生以后的健康，当然还会去考虑宝贝的喂养方式，考虑产褥期的护理方式，这种状态被称为母性焦虑，它也被定义为一种成为母亲会经历的积极的情感，这是对自己身份的一种适应。最好的应对方式就是跟家人共同就担心的事进行讨论，并得出解决方案，你的焦虑就会因此而得到一定程度的释放和缓解。

必须强调的是，每个妈妈和家庭以及她们的孕期生活都有非常大的差异性，这就需要我们有一种时时觉察自己情绪变化的能力，随时感受到自己的消极情绪，主动求助，积极解决，我们永远是自己最好的伙伴。当然我也愿意成为你孕期路上坚实的支持者和陪伴者。

围产期心理关键词：母性焦虑

怀孕、分娩和产褥期是女性生命中的敏感时期。这些时期涉及巨大的转变，不仅从生理角度，而且还涉及心理角度和女性的社会—家庭角色。此外，怀孕期间发生的生理变化也会引起女性情绪的不稳定。在母亲的心理症状中，母性焦虑（maternal anxiety）和抑郁最为突出，会在产前和产后阶段表现出来。

专业人士在对与妊娠相关的焦虑进行探索后发现，产前焦虑对许多女性来说是一种持续的临床状况，而不是妊娠期间的一种短暂状态。并且在怀孕期间有一半甚至更多的女性经历着焦虑情绪的影响，虽然怀孕期间的焦虑是比较常态的，但在孕产阶段持续出现的未被解决的焦虑可能会成为影响母亲和孩子健康的潜在问题，造成母亲的孕期并发症以及对分娩结局产生负面影响，对子宫中发育的胎儿也会造成潜在的伤害，与早产、低体重儿、胎儿神经功能发育受阻以及儿童期的情绪和行为障碍等不良结果相关。

针对围产期的焦虑研究，大多一致性地指向母亲，因为与父亲相比，母亲表现出更高的焦虑水平与怀孕期间发生的身体变化相关，还可能有更大的情绪不稳定倾向和情感的脆弱性。确定母亲的焦虑水平有助于实施适当的早期干预措施，预防或尽可能地消除母亲焦虑对胎儿发育的不利影响。尽管母亲焦虑被认为是影响胎儿正常发育的危险因素，科瑞亚（Correia）等研究者也提出了积极解释，妊娠焦虑也可以表明母亲的积极行为，与关注妊娠和随之而来的产前保健有关，可以使胎儿获得更好的出生条件。也可以理解为，适当的焦虑将是妊娠阶段的心理适应和向为人父母过渡时的重要体验。

产前焦虑可能是一个重要的早期标志物。它在提示我们的生活有重要的压力事件需要处理。否则，一旦焦虑过度释放或是在出现时没有特定的事件促发，抑或它出现的强度或持续时间影响了我们的正常生活时，这种焦虑可能是病理性的，需要我们及时寻求专业的帮助。产前焦虑是产后焦虑和抑郁障碍的预测因子，但并非所有焦虑的女性都会抑郁。

产前学习、伴侣关系、社会支持等都将为孕期的母亲们提供更具支持性的环境。

3. 脆弱的孕期，被忽略的产前压力

我在给医疗系统的医护人员进行产前压力这个主题的专业培训时，本想与她们讨论如何为孕产阶段的妈妈提供支持，结果尴尬了，这些身为妈妈的医护人员说："谢老师，我知道了这个内容的重要性，也把我自己给整焦虑了，因为我发现在生活中我有过一些对孩子不利的行为……"真是教学相长。感谢她们真诚地表达，让我看到她们是保护他人的"白衣天使"，也是需要被关爱的妈妈。

因此，这一小节首先需要澄清的是，提供关于产前女性压力的研究，绝非要给当今的父母施加压力或引发对孩子的负罪感。相反，这些知识可能会激励更多的父母、在母婴健康领域的工作者和科学家们进行持续的探索，研究产前甚至受孕阶段的护理新方法。当母亲和胎儿的身心健康得到更多关注，当对生活和工作压力的自我觉察习惯融入我们的日常生活，才会让每个人以及我们的后代更加健康。

之所以越来越强调产前压力的问题，最核心的原因是：压力有毒。这些有毒的压力不仅会破坏女性自身的身心健康，也会在我们看不到的微观层面吞噬孩子的大脑健康、身体健康和心理健康。

就先说说压力为何有毒。

1976 年汉斯·塞尔耶（Hans Selye）的代表作《生活的压力》首次提

出压力（stress）的定义。几十年来，"压力"作为一种概念和经验在我们的生活中无处不在，以至于我们很少去考虑它、看到它。这个词听起来也不像"致癌物"或"癌症"这类词让你我"虎躯一震"。然而，事实是压力的确会导致癌症，并且它也在心理神经免疫学中被"标识"为一种强效神经毒素——特别是"压力过大"时，我们身体里会产生皮质醇，其毒性效果不仅可以杀死脑细胞，当其在正常人体中积累过多时，会在不同程度上破坏我们的免疫系统，形成过敏、哮喘、慢性疼痛、高血压和高血糖……在怀孕期间持续地高剂量分泌，会对胚胎的一系列结构和系统造成惊人的严重破坏。因此，它也被称为"最普遍、最阴险的致畸物"。

对于压力与我们身体的互动关系，汉斯说："我们从父母那里继承了它们，又传给了我们的孩子，而我们的孩子又把它们传给他们的后代……"研究人员发现母亲的压力对胎儿发育有着非常重要的影响，在针对孕期母子之间情绪相互影响的国际研究结论中最具代表性的来自纽约的精神病学家瑞秋·叶胡达（Rachel Yehuda），她曾对经历了9·11事件中的一些怀孕女性进行了跟踪调查，发现恐怖袭击的事件尽管并没有发生在她们自己身上，但是依然对这些女性造成了巨大的心理创伤，且导致持续的精神压力，那些挥之不去的紧张的压力感，又会持续地令她们体内的皮质醇处于分泌异常的状态；在她们所生育的孩子身上，也发现了不同寻常的皮质醇的分泌紊乱。

压力的主要代言激素就是皮质醇。它是我们身体里重要的一种激素，维持人体生理功能的平衡稳定。同时，它在有机体应对外部应激、压力事件和进行情绪调节起着重要的作用，所以它也有另一个名字叫压力激素。成年人在持续压力之下，体内过高的皮质醇也会对身体进行"攻击"，导致失眠、饮食失调、便秘、疼痛等问题；长期不解决就可能形成心理疾病，比如焦虑、抑郁等。

戴维斯（Davis）等一众学者对怀孕的女性的高压力状态对胎儿健康的影响进行了一系列的研究。母体皮质醇的正常分泌会在不同程度上参与胎儿的身体发育，比如促进心脏、肺等重要器官功能的形成。但要警惕的是，当母亲经历持续的压力时，会导致母亲体内的皮质醇水平超出正常胚胎发育所需的水平。胎盘又不具备正常代谢那些持续处于高水平皮质醇的能力时，这些超标的皮质醇就开始在子宫内部"攻击"脆弱且易受伤害的胎儿。

如今的研究已经很清楚地显示：皮质醇是胎儿生长尤其是大脑发育的抑制剂。孕早期胎儿处于脑干、边缘系统和皮质脑区域之间连接的发展阶段。其中有一个重要的脑区是杏仁核——人类恐惧反应系统的调节器，这一功能在孕八个月左右完全形成。如果胎儿的杏仁核被浸泡在母亲分泌的压力激素里，就会导致胎儿恐惧反应系统过度活跃，出生后的行为表现就是一直啼哭不停、难以安抚、情绪激动。这个情况长期持续也会间接导致母亲发生产后抑郁症。

孕晚期是胎儿大脑发育的另一个敏感期。这一阶段持续的压力素升高，会导致胎儿正在发育中的中枢神经系统特别容易受损。想象一个场景：处于子宫中的胎儿，持续接收着来自其母亲的高水平压力，他的大脑会被母亲持续输入和交换的体液、血液中过度的皮质醇所淹没。因此，发育中的脑组织甚至是神经元的增殖和联结都可能停止，神经系统就这样被持续地破坏。

皮质醇还有特别重要的作用就是影响 HPA 轴的发育，这涉及子宫内胎儿性别的发育结局。因此，研究者提示我们，母体持续且过度的皮质醇分泌会在微观环境中改变激素环境，影响胎儿性别发育并影响其成人后的生殖能力，包括性功能和性别模式。受到影响的 HPA 轴还会进一步产生连锁反应，如易患疾病和肥胖，易发生心理功能障碍（包括行为抑制和焦虑）。甚至有研究发现，当男性胎儿处于较高水平的母体皮质醇中，患有孤独症的风险也会增加。

总之，怀孕期间母亲体内分泌高水平的皮质醇，会对胎儿生理健康产生多米诺骨牌效应，导致低体重儿、流产以及早产的风险增加。这些分娩并发症又可能导致婴儿发生感觉、运动障碍和神经损伤。

我常常把子宫比喻成一个"人体内的化工厂"，其运作机制就是母体通过胎盘和脐带将激素传递给胎儿。而母亲的饮食、睡眠、情绪、运动等一系列的行为均会在激素的微观层面被胎儿接收。

我们国家有几千年历史的中医养胎理论，对孕妇情绪与胎儿健康关系的阐述也很多，如《黄帝内经》中讲到"孕妇七情过盛会导致胎病"，这七情是"喜怒忧思悲恐惊"，意思就是这七种不同的情绪如果过度出现的话，就会导致母亲体内的胎儿生病。有类似结论的中国医学典籍还有颇多，在这里我们不赘述，想传递给大家的核心思想就是：孕育身心健康的宝贝是一种大智慧，不仅是吃好喝好那么简单。只有孕期身体和情绪都健

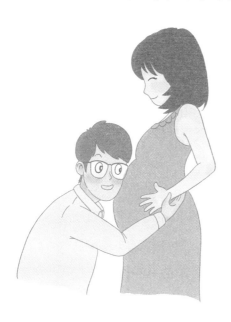

康的妈妈才能够更好地孕育出身体和心理都健康的宝贝——这一点在任何时代和任何国家都适用。

我深信研究者们心怀慈悲，他们找出风险规律，更希望后来人能远离风险。无论是医学视角还是心理学视角，他们基于"科学的发展观"遥遥喊话：尽管胎儿在怀孕期间会经历大量的发育挑战，但婴儿出生后大脑的可塑性仍然很强。出生后早期生活中的积极模式（特别

是在 1 岁前），可以治愈子宫内的发育创伤，通过持续调节最终达到一个日趋稳定的状态，结果就是：能够正常地应对压力。如果你正在孕期，请你和胎儿开始建立你们之间的产前联结，这不仅是一种针对母亲的孕期压力干预技术，也是一种对胎儿身心健康的保护策略，更是一种促进母亲和胎儿健康的孕期生活方式，在后面的"子宫内的母胎关系"小节会专门讲到。

总之，生活中的压力就如同空气一样，既是常态也可以是一种积极的提示："嘿，有些什么事情不太对劲，需要处理或解决了……"能够获得这样的提示，前提就需要我们随时保持对压力和身体感觉的敏感度，尽可能多地了解和学习一些对自己有效的压力解决方案，让自己适应与压力共存并在其中游刃有余。

在意识上，每位女性都可以有目的地去了解并保持自己孕期或产后心理健康——毕竟准妈妈每时每刻的心理状态都会直接影响胎儿的心理状态。

在行动上，伴随着孩子的成长，母亲们可以继续主动寻找有效的社会支持，获得正确的养育知识、练习方法或按摩等亲子关系技巧，不仅能帮助新手父母在压力较小的情况下适应个人角色，对暴露于产前高水平压力激素的中胎儿更会产生直接和积极的影响。

从信念上，正确地应对自己的孕产期压力以及孩子可能经历的挑战。我们的世界没有零压力的环境，所以也没有零失误的父母。第一次做父母的你我，多给自己一些理解和宽容，恰恰会是我们的孩子得到最好的礼物，以及人生最美的榜样。

对此，米歇尔·奥登开出了这样的处方：如果快乐是焦虑、抑郁和心理压力的对立面，我们可以合理地假设它与低水平的皮质醇有关。因此，建议在怀孕时，启动"快乐"功能来保护未出生的孩子免受有害的应激激素的影响。我们甚至可以理解，怀孕的喜悦是必要的，它能将喜悦的能力代代相传。

围产期心理关键词：产前母亲压力

孕期女性长期处于压力或是处于焦虑和抑郁情绪中时，常常会使体内分泌异常高水平的皮质醇，这也被称为高水平的**产前母亲压力**（prenatal maternal stress）。在怀孕阶段持续的压力状态不仅会导致母亲更可能经历如自然流产、早产、子痫前期等妊娠并发症，也可能成为婴儿出现难安抚、易怒、多动症等行为的重要预测因素。当然，胎儿在母亲充满压力的子宫中持续暴露的时间、暴露的类型以及潜在的遗传和环境风险因素也决定了压力反应的不同结果。

当我们提前了解产前压力的存在时，就有可能通过清点或排查那些会导致高压力甚至焦虑的事件和信息，及时获得特定的方案、学习资源或减压方法来减轻压力，来改善对自己和胎儿在身心健康层面上的影响。下面将生育周期中的压力进行了不同的分类，每位准妈妈都有机会尽可能为自己营造一种低压力或压力可控的孕产生活。

第一种是确定性的压力源：在孕期有些历力是可预见的，比如高龄妊娠、存在妊娠并发症和有风险的分娩以及对分娩的恐惧；在产后更多会体现在应对新生儿的护理，照顾其他孩子，个人的睡眠质量甚至是喂养方式等。特别是照顾一个健康状况不佳的婴儿或婴儿出现肠绞痛、过度哭闹时，是非常有压力的。

第二种是偶发性的压力源：如难产、意外事故、家庭危机以及不可预期的灾难性事件，如 2020 年新冠疫情席卷全球就是很典型的偶发性的压力源；而偶发性的压力源给我们带来的压力情绪和身体的感受有可能是持续的。

第三种是慢性压力源：常常是在怀孕前就已经持续存在却被我们忽略了，比如经济条件、居住环境、关系的稳定性等问题。

在 21 世纪现代社会中，怀孕女性的生育压力体验在持续增加。研究发现，压力源的大小和压力事件的质量也很重要。在怀孕期间经历过 6 次或 6 次以上（自我报告）的压力性生活事件的女性，其子女在以后的生活中发生心理健康问题的风险约高出 4 倍。

4. 剧烈的胎动：情感风暴的报警和求助

在与一位产后妈妈的咨询中，她告诉我在预产期足月前一周，因为和先生发生争执暴怒之后她早产了，导致在产后她一直为此而内疚。有类似经历的妈妈其实不在少数。约翰霍普金斯大学早在 2004 年就专门进行了一项针对性研究，结果发现：当母亲饱受压力或是正处于抑郁和焦虑的时候，子宫内胎儿的心跳和动作都会随之发生变化。此刻请你回想一下：是否记得一些场景，特别是当你遇到一件感觉特别愤怒、痛苦或是伤心的事情时，你身体的具体感受是什么？

大概率我们的感受是一样的：心跳加快、呼吸急促、有时候身体会冒汗、发抖，甚至直接瘫软坐在椅子上半天缓不过来。你知道为什么会这样吗？简单捋一下：我们遇到压力事件，比如吵架、丢了钱包、失火……大脑会迅速产生与恐惧、愤怒、痛苦有关的负面情绪，此刻的脑垂体会迅速分泌以肾上腺素和皮质醇为主的压力激素，指挥身体的血液从躯干大量涌向四肢，要准备"战斗"或"逃命"——这种身体控制不了的应激反应是进化中遗留下来的自动运行机制，这也解释了为什么人一生气就控制不住地举起手或是踢动脚。

被称为"压力激素"的皮质醇作为我们身体里重要的激素指标，时刻提示我们觉察和探索，是否有一些让我们感觉有压力的事件要解决，这也是孕前和产前对准父母而言非常重要的孕育生活事件。除此之外，成年人和胎宝贝的身体里这个"战或逃"的报警器也需要了解，它的名字叫儿茶酚胺（也叫肾上腺素）。它的存在是帮助人类更好地应对压力，如恐惧、焦虑、饥饿和寒冷状态等。它的分泌会令我们短时间内亢奋，在一定程度上激发人体潜在的巨大力量。一个社会新闻报道，一位妈妈看到自己的孩子被压在一辆机动车下，竟然能徒手抬起车救自己的孩子，这就是肾上腺素狂飙后的效果。

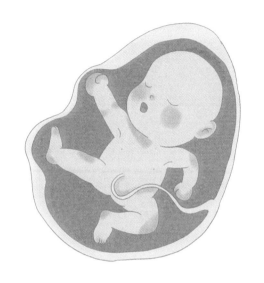

　　回到怀孕的当下，准妈妈出现压力反应时，腹部包含子宫区域的血液就会迅速减少涌向四肢，相当于把胎宝宝的生存空间中需要的大量氧气带走了，这会导致胎儿出现短时的缺氧。更重要的是，那些从准妈妈身体分泌出来的压力激素会被血液携带着快速通过胎盘和脐带进入胎儿的体内，这也会导致胎儿因母亲处于压力状态下产生明显的心跳加速、血压升高——此刻准妈妈的感受就是肚子里的娃胎动特别强烈，有时候是胎动会消失好几天，这也是胎儿被压力激素袭击的另一种体现。

　　说到胎动，很多妈妈认为这是"娃还活着"的证据。事实上，胎动除体现发育进展外，也是胎儿向母亲表达情感诉求的一种方式，也可以用作求救信号。当准妈妈处于强烈的情感体验之中，胎儿通过胎动剧烈表达："妈妈，你再别生气了，我好难受，我好害怕。"对于一两天都不胎动的宝贝而言，可能是由于妈妈的压力而导致胎儿在子宫里被巨大的激素风暴淹没了，完全吓僵了。

上文讲到的，只是你在情绪发生的当下，明确感受到对胎儿产生的近期影响。接下来，我还想请你看到一种你感受不到却可能影响孩子终生的远期结果。

持续的压力会导致我们身体过量地分泌压力素：皮质醇。它一旦在人体内过量存在又无法及时代谢出去的时候，就会形成毒素从而对人体产生一系列的影响，对成年人而言就可能出现失眠、身体疼痛，或是发生饮食障碍，过量、过少进食；对于小小的胎宝贝而言，这些充满皮质醇和肾上腺素的血液会流入胎儿正在发育的大脑，会破坏大脑本来的发育环境，会杀死大脑中正在发育的负责学习能力的海马回神经细胞，导致神经细胞无法联结，发育会变得缓慢，难以形成长期记忆，认知能力也会受损，最明显的结果在出生之后展示出来，比如孩子在学习阶段难以形成长期良好的专注力，导致学习能力低下……一个孩子在成长过程中有情绪稳定的父母的重要性，说的就是这个道理：孕期父母情绪的稳定在激素层面的确会影响孩子未出生前早期脑结构和功能的发育。

大脑中除海马体外还有一个重要的区域是杏仁核，这是负责情绪处理的区域，也会被大量的皮质醇浸泡和破坏，导致的结果是我们的压力反应系统在胎儿期就受到损伤，结果孩子在出生后情绪很不稳定，总会处于警觉和亢奋状态之中。当宝贝的情绪很难稳定，对于父母的关照以及陪伴诉求就变得非常高，持续地哭泣、不睡觉，一直挂在父母的身上，这又进一步令新手父母们的产后生活更加辛苦，睡眠会被大量破坏，需要持续照顾宝贝，结果自己也无法更好地得到休息和体力的恢复，身体和神经一直处于高度紧张的状态……又可能会触发新手父母发生产后抑郁——一个恶性循环就这样形成了。

前文提到被称为皮质醇的压力激素，我们会因为它分泌过多影响我们的身体健康而害怕它，其实它是任何人身体里都不可或缺的小伙伴。特别是在孕期，它会在胎儿身体自然而适量地分泌，对于胎宝宝的心脏和其他系统的发育有着积极的促进生长的作用，在分娩时刻它也是你和胎宝宝共同的助力伙伴。

儿茶酚胺适当分泌的时候，可以唤起我们的注意力，令我们提高警惕，可以专注在分娩过程以及体验娩出胎儿时与胎儿的互动与配合。分娩时刻无论是对于母亲还是孩子都是令人兴奋和紧张的事件，在产程的最后阶段，胎儿体内儿茶酚胺的水平急剧上升，协助他顺利出生并防止缺氧；同时能帮助胎儿做好迎接子宫外生活的准备，提高他刚刚启动的肺功能，激活新生儿一系列重要的生存系统。这个效果有没有让你想到在电影大片里，男主人公奄奄一息时扎一针肾上腺素，立刻原地满血复活再战三十回合的片段。这就是人体内部生存系统的智能调节，着实令人惊叹。当宝贝出生后获得来自妈妈及时的安抚和皮肤接触后，新生儿身体里的儿茶酚胺水平就会快速下降，就可以安心享受属于自己母亲的浓浓爱意了。而这一切的发生，都依赖于妈妈们在安全的、让自己能够安心获得良好支持的分娩环境，才可以更全然彻底地发生。

如果在分娩过程中，分泌过多的儿茶酚胺会怎么样呢？结果就是会抑制子宫收缩，然后导致胎儿娩出进程缓慢，甚至会导致子宫和胎盘的血液循环减少，影响胎儿在子宫娩出后的生存状态。当产妇分娩时的紧张无法获得平复和缓和时，体内的儿茶酚胺过度分泌会抑制大脑记忆和信息处理能力，导致的结果是产妇可能出现"大脑宕机"。所以常常有人说，一紧张什么都忘记了，或者是一紧张连左右手都会混乱就是这个原因。因此分娩前多学习一些减痛方法，让自己和胎儿在一个内心稳定、不慌乱的状态下分娩是很重要的事。

此时，想请你停下来思考一下，如果你是处于孕期的准妈妈，当你知道压力导致自身以及和胎宝贝之间的恶性循环，你打算如何为自己营造一个保持良好心理状态的生活环境呢？如果你是准妈妈的家人，你又如何考虑为她和宝宝提供一个支持性的环境呢？怀孕并不是一个人的事情。作为一个有着十余年为孕产期母亲和家庭提供支持的专业从业者，我基于实践经验分享一些思路和方法以供参考。

第一步：对自己应对压力时的身体和情绪变化保持敏感度。比如，知道自己对什么事情或是什么语言容易出现情绪反应，知道自己在面对压力的时候身体会出现什么反应，也知道自己在什么方式下能够更快地平复情绪——这几个重要的信息可以让我们在突然而来的压力反应下，帮助自己和胎宝贝尽快脱离情绪风暴，让压力激素最小限度地影响你的身体状态以及子宫中正在发育的胎宝宝。

第二步：学会直接表达内心的真实需求。常常我们不开心的核心原因是，某人或某事没有满足我们的预期需求，这大多是因为我们不好意思表达或没说清楚，因此导致交流效果低下。所以，务必尝试直接表达你对伴侣、家人、朋友或同事的支持需求是什么，是情感陪伴、是语言交流还是经济或是体力上的支持，越明确越可能更快地获得对方的有效支持，当然也有另一种可能是，我们快速获得反馈，在 A 处无法获得那就立刻向 B 求助。总之，简单明确地表达在很多时候会令我们获得更多的确定感和效能感。

第三步：学习关照自己的感受并及时获得有效帮助。即便我们直接表达需求，也必定会存在一些暂时无法满足的需求，这固然影响我们的感受甚至阶段性的孕期生活质量。那我们要做的就是，照顾好自己的感受及时找到第二梯队的支持者。例如，有一些非伴侣能够解决的压力可以找同伴或是专业的人解决，而不压抑在自己内心，不让那些有毒的压力激素攻击自己和胎宝宝的健康。学会为自己的身体健康负责。此时，良好的睡眠和饮食以及适量的运动习惯是缓解压力的三个助力者。

第四步：建立丰富的家庭情感互动方式，以满足因怀孕和生育尤其强烈的情感依赖。孕期的女性对于家庭内部情感联结的诉求的确更高，有的妈妈说"天天都要和我先生在一起，他走哪儿我去哪儿"，有些人称之为"黏人"。但仅仅对这一个阶段而言，我更倾向于说，正在成为"母亲"的她知道自己在这个阶段是需要被保护的，或者她在以此巩固内心的安全感。所以，如果我们内心也有此需求，就可以邀请伴侣与胎儿进行充分的情感联结，共建属于你们三口之家的孕育生活。这个体验不仅会令女性感受到更稳定的情绪氛围，夫妻双方更亲密和睦的关系也能够深度滋养胎宝贝。

【小贴士】

孕育生活中 3 个活跃的优质激素

在孕产阶段，还有几个活跃的激素也值得深入了解，它们分别是催产素、内啡肽、催乳素。相信你在了解它们的功能与价值之后，就能够在不同的场景和体验中识别它们，并且更好地与它们相互配合，在孕产育生活中更好地合作。

第一个激素是**催产素**。它有很多温馨的名字，比如"拥抱激素""爱的激素"等，听着这些别名，你大概可以感觉到这是一个效果不错的激素。研究人员在相当广泛的研究中发现它的存在能够帮助伴侣之间形成更为紧密的关系；它与人类的信任相关，因此催产素又被称为"信任激素"。总之，催产素在大多数情况下扮演着让人愉快的角色，在男性和女性的性高潮中、女性在分娩和母乳喂养过程中都会分泌催产素，它的分泌可以令我们产生爱的感觉。戈登（Gordon）等人在研究中发现，爸爸们在孕期和产后阶段，体内的催产素也会增加，这也与他们增加对婴儿的保护和养育行为有关。因此，有人说："无论我们想到爱的哪个方面，都会有催产素存在。"

在女性怀孕期间催产素会大量分泌，可以起到提高养分吸收、减轻压力的作用。它也会使分娩中的子宫有节奏地收缩，从而促进胎儿在分娩中的进程。分娩后，产妇体内的催产素继续保持高水平分泌，这会确保有效的子宫收缩并在关键时刻防止产后出血，还会被婴儿的寻乳和吸吮行为激发。除了妈妈体内会存在催产素外，分娩时的胎儿也一直在分泌催产素，出生后的新生儿催产素水平还会因为与妈妈之间的肌肤接触和目光凝视而增强。分娩之后的母乳喂养期间，催产素依然会对母亲的哺乳过程进行调节，当宝宝吸吮乳房时，间断性释放乳汁。在哺乳期的数月乃至数年，催产素继续产生效用让母亲感到放松和得到滋养。

第二个激素是**内啡肽**。它是由脑下垂体所分泌的一种人体内自产的、具有类似吗啡作用的肽类物质，是有机体抗痛系统的组成部分，这一点对分娩阶段的女性具有极其重要的生理意义，因为它能够镇痛，而且还会帮助我们体内产生兴奋和愉快感，能够提升人体的免疫力，令人保持年轻快乐的状态，也被认为有最好的抗衰老效果。所以它也有很多别名，比如"快乐激素""年轻激素"等，能够丰富地展示其应用和分泌场景不同。当人感觉快乐的时候，大脑便会分泌出"脑内啡"，并指示神经系统将"快乐的讯息"传达到全身，令细胞开始活跃，此刻人除了情绪感觉愉悦，免疫功能也将被适时调节，痛苦也渐渐舒缓。在这种快乐的氛围里，我们会感觉自己神采奕奕，而且这也是为什么快乐的人少生病的一个重要的原因。

内啡肽与催产素很类似的是，当人在性行为、怀孕、分娩和母乳喂养时也会达到高水平的分泌，促进女性更好地应对分娩时产生的一些疼痛感受，进入一个可以关闭外界干扰、与自己的身体和胎儿在一起的分娩进程中。分娩之后，内啡肽也存在于母乳之中，并且有很重要的价值：可以很好地促进母亲和婴儿建立一种愉快的、相互依赖的、更稳固、更亲密的依恋关系。

第三个激素是**催乳素**，也被称为泌乳素。仅仅听它的名字就能理解它的功能。催乳素会令女性在孕期的乳房变大，为产后的哺乳做好充分的生理准备，在产后还可以确保母亲在哺乳期内持续不断地分泌乳汁，确保为婴儿的生存提供滋养性的食物，这一点几乎所有的哺乳动物都是如此。同时研究者发现，产后的母亲即使身体出现脱水，泌乳激素也会使乳腺细胞充盈，不断生产乳汁，更好地哺育子代。

催乳素是合成母乳以及在母乳喂养中出现的主要激素。传统上一直认为它可以令分娩后的女性产生积极保护行为，所以坊间也将这个保护行为称为"母老虎"效应。在对哺乳期女性的研究中表明，催乳素会增加女性的警惕性。在与新生儿刚刚建立的母乳喂养关系中，这些影响会激活母亲的警惕系统，帮助她能够主动地将婴儿的需求放在首位，更大程度上保证子代的存活。在日常生活中我们身边有一些女性在分娩后会出现不让家人接触新生儿的反应，想必也是与这个与生俱来的生物本能有直接的关系。

尽管我们知道催乳素对母亲对子代有着重要且积极的价值，但它的过度分泌会抑制雌激素，导致孕酮分泌减少，进一步影响性功能。因此，产后及断乳后的妈妈们如果长时间出现较难唤起自己与伴侣性生活的兴趣，持续有性欲缺乏的状态出现时，可以去进行内分泌指标的检查，然后做一些对应的干预或治疗。

围产期心理关键词：母亲逆境

关于产前处于逆境中的母亲（maternal adversity）对后代健康的影响，大概是从 20 世纪的一项针对 1944 年冬季荷兰饥荒的队列研究开始的，这项具有开创性的流行病学研究表明，孕妇生活特征与后代长期认知和心理健康发展之间存在关联：饥荒中的孕妇有许多微量元素和孕期营养素缺乏，在饥荒中产妇继发性的心理痛苦都对胎儿发育中的大脑神经具有毒性作用。

在一项基于 1998 年加拿大魁北克冰暴的系列研究的纪录片中，研究者金（King）教授对冰暴期间怀孕的妇女队列进行了前瞻性随访直至她们的孩子长到 8 岁。采访中的母亲们描述了她们经历冰暴期间停电、寒冷、食物匮乏等高水平的主观痛苦，而她们所生的孩子在 2 岁、5 岁和 8 岁时，都会在认知、语言和游戏能力等方面有不良的表现。更甚者有的孩子还会出现免疫系统（如过敏）问题以及一些行为问题。

这些研究让我们明确：人类对压力的脆弱性是在子宫内的胎儿阶段就建立和形成的，所以，处于发育中的胎儿特别容易受到母亲生活中不良环境暴露的影响，其后果可能持续到婴儿期、青春期和成年期。特别是孕妇在怀孕期间遭受慢性或急性压力源、抑郁和焦虑等形式的痛苦，都会在不同程度上影响胎儿和婴儿的行为及生理结局等指标。如自然灾害、战争等多种不同形式和性质的产前生活逆境均可能导致出生后的婴儿在神经生物学、行为和心理发育的消极后果。

此外，这种逆境产生的痛苦感受也会导致产后母婴互动关系和质量的改变，这也已经被证明会改变后代的身心发育轨迹。具体而言，婴儿期母亲照顾行为的质量与儿童的情绪调节、社会适应、应激反应、认知能力和精神病理风险等结局相关。良好的照顾行为是指母亲对婴儿的声音和身体行为保持良好的敏感性和反应性，可以在母婴双向互动中有持续性，如自由玩耍、换尿布和喂养。但对于处于逆境中的高压力母亲，会更少地与孩子进行表情、声音和肢体等方面的互动，表现出的就是在社交活动和情感协调的异常。

如今，已有专门的《妊娠压力量表》（见附录 1）可以通过对孕妇生活压力事件进行测量，明确她们对压力的感知、抑郁的症状以及与怀孕有关的焦虑水平，来查明孕产妇所处逆境的状态。有研究指出，母亲的产后经历可能对产前逆境造成的影响有关键性的调节作用。同时，对产前—产后相互作用塑造人类发育的研究中，能够深入了解胎儿暴露会导致儿童和青少年不良发育结局的途径，就可能确定潜在的干预措施，通过这些干预措施可以减轻胎儿逆境的长期后果。为母亲和胎儿双方提供支持，从而为早期干预策略提供信息和改进方案。

5. 追溯成瘾：心理健康的胎儿期起源

我们这一生中重要的求生技能之一就是人际交流。就进入孕期的女性而言，常常会忽略的非常重要的一个人际沟通对象就是胎儿。对于住在妈妈子宫里的胎儿来讲，他也在使用各种方法尝试达成与母亲之间的沟通，尽管无法说话和表达，但并不妨碍这些智慧的小家伙们持续通过感知母亲对自己的态度来形成最初的对自我的感知——我是不是好的，是不是被爱的，是不是受欢迎和被接纳的。

20 世纪，萨尔茨堡大学的格哈德·罗特曼（Gerhard Rottmann）博士曾对此做过一个专门的实验，验证胎儿是否能够就母亲对自己的不同情感进行区分，他的研究结论着实令人深思：胎儿能够区分母亲对自己的情感和态度，并会在出生后呈现不同的生理和情感状态。受试者有 141 名女性，根据她们对怀孕的态度，将她们划分为四种情感类型。其中一种被标记为"理想型母亲"（心理测试显示，她们在意识和潜意识中都希望自己拥有一个孩子），最容易怀孕，可以毫无担忧地分娩，并获得身心健康的孩子。那些处于消极态度的女性被标记为"灾难型母亲"，她们在怀孕期间有较为严重的健康问题，并且孩子出现早产、低体重和情绪紊乱的比率比较高。

值得关注的数据来自"矛盾型的母亲"。她们被分为两类，一类的行为特点是会向外界分享她们怀孕的快乐，以至于她们的丈夫、朋友都认为她们非常盼望成为母亲，可是她们未出生的孩子知道真相并不是这样。而实验工具和逻辑测试发现她们在潜意识里并不希望成为母亲，这些孩子出生以后会有比较多的行为和肠胃问题。另一类妈妈们恰好相反，在语言和行为上她们看起来都不准备做母亲，她们职业各不相同且存在各种财务问题。但实验测试出的结果却是，她们的潜意识是希望怀孕的。在这种矛盾状态下孕育的胎儿，从自己的妈妈那里获得了两个截然不同的信息反馈，他们在出生后更多表现为异乎寻常的冷漠和迟钝。

我们当然要对每个研究的结论保持怀疑和审慎的态度。也许这个研究不日就会被证伪，当然还有一个可能性是，更多的研究将夯实之前的假设。2017 年，奥唐纳（O'Donnell）和梅尼（Meaney）提出了"心理健康的胎儿起源"，认为子宫环境可以预测胎儿生长和发育的质量以及患慢性非传染性疾病的风险，包括心理健康障碍；在围产期患有情绪障碍的母亲，其子宫环境将对成长中的胎儿进行心理健康的"编程"，使其日后更易出现心理病态。

当胎儿在妈妈子宫里时，他的大脑会随着他的母亲对世界的体验而发展。如果一个母亲的思想和情绪总是消极的，如果她承受着巨大的压力，那么压力会导致她体内分泌更多的压力激素，并会通过血液传递给正在发育中的胎儿，而胎儿的大脑和身体都会接收到这样的紧张，最终形成他的内在信息是："外面的世界很危险。"一旦子宫内的胎儿正在发育的神经细胞和神经系统感知到了不安全，便会在身体里自发地分泌更多的肾上腺素以及皮质醇——为战斗或逃跑做准备。因此，在出生后体现的就是一直哭闹。这里的真相大概是：小婴儿的"暴脾气"只是他将自己在子宫里被塑造的神经、生理和心理的高度敏感性集中表现出来而已。这些孩子在成长的过程中，更容易生气、沮丧和发生人际冲突。

处于高压力母亲的子宫中，胎儿还会经历的另一个挑战就是：正在发育的大脑的奖赏系统会被大量的皮质醇攻击而受到损害，换句话说，大脑中体验快乐和满足的功能"不灵"了。出生后，当他在成人阶段遇到更多更大的压力时，本来可以通过感觉快乐的奖赏系统来抚慰和放松自己的功能无法启动，意味着他将承受加倍的痛苦——被绝望击垮的感觉和无法感到轻松或满足的感觉。这可怎么办呢？那就用其他的替代物来解决吧，烟酒成瘾、游戏成瘾、购物成瘾、暴力成瘾、药物成瘾……

在 21 世纪关于成瘾的研究中发现，在实施成瘾行为的过程中，激活的是特殊脑区的"奖赏"反应（这恰恰就是前面说到的在母亲子宫中被压力破坏失灵的系统）。这本是我们在面对压力时让自己得以恢复的一种自我安慰的方式，但因为在妈妈子宫中就失灵了，所以长大后的青少年和成人只能通过强行激活这个系统以刺激更多内啡肽的分泌，让我们一次又一次获得那种在内心充盈着被安抚、被安慰的感受，如同我们哭泣时妈妈温暖的拥抱一样。终于，在心理学、生物学、脑科学、内分泌学领域等一众科学家们追寻究竟的执着下，合力寻到了那个"导致成瘾的源代码之一"——围产期的母婴情感关系和互动模式中藏着的重要密钥。

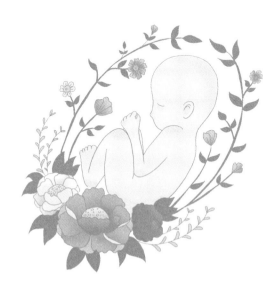

尽管这里说到的是母婴关系，但不能回避的是，良好的母婴关系背后有一个功能健全的父亲来支持此关系的建构。因此，在围产期的任何时刻都不能忽略"丈夫"的角色以及夫妻关系的质量。围产期对于任何一位母亲而言，无论家庭环境是让她感受到幸福安全，或者家庭关系让她感受到了忽视和威胁，都对未出生的孩子产生了决定性的影响。丹尼斯·斯通（Dennis Stott）作为这一主题的研究者认为：不良的婚姻或者关系，是对子宫中的胎儿情感和生理伤害的最大原因。他发现，与拥有安全和稳定的养育关系相比，在暴风骤雨中经营婚姻的女性，其承受心理或生理伤害的风险要高出237%。在不幸的婚姻中所生的孩子会承受比母亲大5倍的恐惧和紧张，这些孩子们出生以后是矮小的、胆怯的，在情感上对于母亲的依赖也非常高，在童年时期仍然会饱受各种问题的困扰。

很多准父母了解到这些研究和信息后，常常会在第一时间向我表达："谢老师，我为什么越听越焦虑？"

设身处地地讲，当我了解了这一系列的科学实验和数据时也会感觉不安，更何况即将成为父母的人。对此，我个人的理解是，每位母亲在孕产养育的过程中大概率会持续经历一种"正常且适当的母性焦虑"。只要你能感受到它，就意味着你正在意识层面快速调整内在母亲的角色和责任。这种焦虑的感受也在表明：你在意这个生命，你在意自己的身份，你甚至已经通过"内部自检"发现了自己似乎做了一些不合适的事。所以，请看到焦虑背后更积极的行为意义：它在鼓励你开始为孩子做些什么。无论在产前还是产后，永远都不迟。每个孩子在任何年龄都期待感受到来自父母的爱与陪伴。

回到科学研究本身，我们只有在看到规律并接近真相之后，我们才愿意自主地反思并进一步修正自己的生命观和生育观，然后主动地校准自己在孕产阶段的行为和态度。正如产前和围产期心理学研究者托马斯·维尼（Thomas Verny）对这个实验结局的探讨：一个孩子是否有一个矛盾型甚至灾难型母亲，都并不能绝对定义他在成年后发展得健康或不健康。

对此我也深以为然，在多年陪伴和支持母婴人群的过程中，也见证了很多生命奇迹并确信：当外界的环境无法改变时，一个强大的、滋养的母婴关系是可以保护并支持胎宝贝在出生前和出生后持续地优质地发展。

围产期心理关键词：脐带情感

"脐带情感"（umbilical affect）一词最初由弗朗西斯·莫特（Francis Mott）创造，指的是母亲通过脐带对婴儿产生的情感或情绪。当母亲和婴儿通过分娩从一个整体变成两个个体时，脐带情感也被认为可以延伸到婴儿期。婴儿从母亲这里获得爱和满足，在安全的内心世界中苗壮成长。当母亲感到压力或其他情绪困扰时，婴儿可能会遭遇身体和情感的双重束缚。对于胎儿或婴儿来说，母亲是他赖以生存的客体，因此，他几乎无法做出退出的选择。

这让我不由得想到蒙台梭利（Maria Montessori），她是著名的教育者，在她的幼儿教育理论中，曾提出过一个概念叫"精神胚胎"。原指的是出生后的婴儿对环境中的情绪影响有高度敏感性，他们会借助与身边的照护者交往的经验建立和形成最初的对情绪的反应，并形成自己的情绪模式，这对于孩子一生的精神发育都特别重要。那么在产前阶段，当胎儿已经能够用自己的身体从母亲的呼吸、血液、心跳以及激素等多种微观通道感受并形成对母亲甚至对外界的感受，这种奠基性的体验则更应当被我们关注和优化。

产前和围产期心理学领域的研究者、细胞生物学家布鲁斯·利普顿（Bruce Lipton）说，细胞对环境产生反应，从感知到的威胁中退缩，并在感知到的安全环境中接受营养。作为有机体，我们要么处于恐惧和退缩状态，要么处于爱和成长状态。和细胞一样，我们不能同时处于两者之中。对此，另一位分娩心理学家威廉·爱默生（William Emerson）也告诉我们，当胎儿被自己的父母发现后，任何否定胎儿存在的事情都会让他们感到震惊。这一发现往往发生在受孕后的第四周左右，而一些父母在受孕的那一刻就意识到了这一点。第四周是胚胎发育的重要里程碑，从胚胎发育生理学的进程来看，第四周将迎来胎儿的心脏、大脑启动的重要阶段。

对每一个孩子来说，妈妈的子宫是他们存在的第一个世界。在这个被羊水环绕的世界中，如果子宫是一个温暖充满爱的环境，这些未出生的孩子很可能期望外面的世界是同样的，这也会令他们产生信任、开放、外向和自信的性格倾向。如果这个子宫环境是充满敌意的，可以预料到未来的孩子会更多地倾向于怀疑，没有信任感，这让他与他人未来建立关系是非常困难的。

总而言之，婴儿在出生之前，作为智慧且有情感的生命，不仅有能力在母亲的子宫中找到来这个世界的路，在这趟旅程中还可以得到支持，培养起他们对时间的安排、关系节奏的掌握，甚至他们的呼吸频率以及通过怎样的体位降临世界等一系列的自主性。

6. 子宫内的母胎关系：终身幸福的必要条件

怀孕的女性是充满活力和活性的。她的活力可以理解为旺盛的生殖能力，包括性的活跃、生殖细胞以及生殖系统的健康程度；而活性则可以视为一种基于生理、心理和情感的综合创造性表达，充满了可变性、可塑性、灵性和神秘感。

这大概也是为什么当听到小朋友们说起在妈妈肚子里的记忆时，我们会感动、好奇、震惊甚至觉得不可思议。然后，我们也会去问自己的孩子是否还记得些什么；我们想要通过不同的方式去回溯我们自己住在妈妈子宫里的记忆，甚至去追问自己的父母在孕育我们时的生活片段……总之，就是想用尽全力地去拼出一些自己在妈妈子宫中的记忆和体验。

我就是这样的。在多年的好奇和探索之下，我的确知道了很多我在妈妈子宫里发生的事：我是一个意外到来的小孩，甚至因此而成为父母结婚的原因，我曾在催眠中回溯到我还是个胎儿时，曾使劲地、委屈地踢过她，而她则一边抚摩着我一边说"我一定会保护好你的"。出生的时候我经历了难产而妈妈经历了大出血，为我接生的人是我的父亲……在学习心理学近 20 年间，我找到了很多关于我出生前的事件碎片，我内心会因此一直存在一个质疑的声音"我是受欢迎的吗？我存在的意义是什么"，带着对自己的"存在意义"深深的疏离感，我哽咽着追问我的父亲："生我的时候你们到底爱不爱我？"直到他亲口说："我们当然爱你了，有你的时候我和你妈妈感情还很好……"我不想讨论真假，但我确认自己内心一直存在的幽幽的阴影渐渐散了去。

这绝不只是我一个人的追问，而是每个生命在灵魂深处永不停歇地回响。这个回响的答案在哪里？布鲁斯·利普顿告诉我们，在形成生命最初的细胞中，在怀孕之前的数月，父母就充当了孩子的遗传工程师。在卵子和精子成熟的最后阶段，一个被称为基因组印记的过程调整了特定组别基因的活动，也正是这个基因组印记的过程，使父母的意识与经历都将对孩子产生深远影响。

换一个视角，当我们知道现实的科学已经可以用你我的一个细胞再克隆另一个你我时，便更容易理解：每一个微小的细胞都是我们整个身体的全息呈现，相当于容纳了一个人生命的整体规划。从"细胞记忆"的角度而言，如果早期父母的身心及意识都接受一个新生命，那么，在原初的精卵细胞之中，除身高、血型、瞳孔颜色等生物学的特征之外，父母接纳和欢迎的信息也被收入其中。伴随着胚胎细胞持续的分裂，在形成组织、器官和身体的过程中，万亿级的细胞也会复制万亿次被接纳和被欢迎的信息，最终会外化为身体以及精神方面呈现的状态——由内而外地散发出一种强烈的自我认同的健康能量。这也进一步解释了，在上一小节中提到的格哈德·罗特曼所发现的"理想型母亲"的原型——她们在身体和潜意识中都希望自己拥有一个孩子，所以最容易怀孕，可以毫无担忧地分娩，并获得身心健康的孩子。

在今天越来越多的人都认同，从受精的那一刻起，包括细胞的分裂过程就作为生命过程的一部分开始了。在子宫里、分娩和产后的经历塑造了孩子的大脑结构和功能，并为之后的个性发展奠定了基础。胎儿不仅能够共享母亲的心理和情感体验，更是一位可以与母亲积极对话的心灵伴侣。作为一个生活在羊水中的人，他的安全感和信任感在怀孕期间就已经建立起来，并具有自我调节、认知和吸收环境刺激的学习能力。子宫空间是一个全面激发感官功能的世界，通过在其中 280 天的生活和练习，胎儿拥有丰富多样的技能储备，在出生后又顺利地在新生儿阶段发展和适应。在子宫内强大的感知以及学习的能力将成为出生后他与世界和父母交流的经验框架——这就是我们作为"生命"存在最初的人生经验的前奏，而那些曾经发生在子宫、分娩期间和出生后的事件被保存在每个人记忆宫殿的"地下室"中，最终会以潜意识的方式涌动在生命的深处。尽管我们记不起来，但不意味着那些事情没有发生。

随着胎儿医学技术的进步，子宫内的幽暗世界在显微镜下被揭秘。我们被允许实时监测胚胎完整的发育过程：从受精到细胞分裂的过程，到他的运动方式、行为模式、面部表情、器官识别，以及一切进入母体的物质如何经过胎盘进入胎儿体内，然后被胎儿身体吸收，又以何种方式反馈给母亲……这一切都被科研人员明察秋毫。作为全球第一个产前大学的创建者凡登·卡尔（Van de Carr）医生，他在妇产科的临床中发现，竟然每个胎儿都会与自己的母亲形成独一无二的互动关系，所以，他开始创建了一系列的产前互动课程，让每个胎儿在出生前就能通过父母与自己进行的丰富互动来感知这个世界，并以更自然的方式来到这个他并不陌生的世界。

在 20 世纪 80 年代，克莱利（Cranley）提出了母胎依恋（maternal-fetal attachment）理论，并将其定义为女性与未出生的胎儿之间的情感关系和相互作用，并且还开发了母婴依恋量表用于检验母亲对未出生孩子的依恋行为是否存在。而亚历山德拉·皮诺泰利（Alessandra Pionetelli）作为在产前和产后使用超声波对胎儿行为进行纵向观察的先驱，也发现胎儿在子宫和产后的行为模式似乎是连续的，孩子们在出生后的表现有受出生前经历影响的迹象。越来越多的研究都会通过超声波测量母亲与未出生的孩子情感联结的程度，看到孕妇的情绪已经成为了解胎儿和婴儿幸福感的中心焦点。

研究发现，母亲对胎儿的依恋水平越高，孕妇对母亲角色的接纳程度就越高，面对孕期发生的身心变化的适应情况也越好，母亲怀孕期间的行为习惯也就越健康；为产后亲子关系奠定了良好的基础，对于产后母亲的照顾行为有一定的预测性；与产后母亲哺乳行为呈正相关，依恋水平越高，母乳喂养的可能性越高，母乳喂养的时间越长；产后的母亲在与婴儿的游戏和喂养情境中的敏感性越高。因此，为孕期女性提供更丰富和多元化的社会支持系统，让她们通过与胎儿的互动建立良性的母胎互动，更快地进入和胜任自己的新身份就显得尤为重要了。

那么，如何能让她们意识到自己的身体里已经进驻了一个新生命，并尽快促发她主动调整和适应新的生活方式，以及准备好面对身心的巨大变化呢？对这个"关键期"，马歇尔·H.克劳斯（Marshall H. Klaus）将母亲

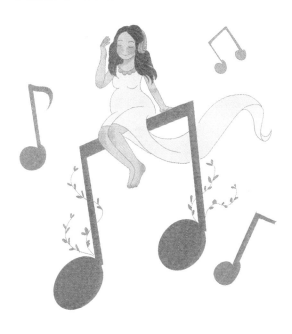

与孩子之间的关系命名为"联结（bonding）"，他对母胎双方建立这种联结关系的时间节点有一个重要的提示：大约孕5个月时，是女性将通过内外两种方式开始与婴儿产生内在联系的时刻：她不仅可以在B超中看到胎儿，"胎动"的来临也将加速这一进程。我们不仅有机会在视觉上看到这个新生命的活动状态，明确的身体体验还可以加深母亲对腹中这个新生命在情感上的联结。

达·芬奇对怀孕的女性的描述是"一个身体里住着两个灵魂"。这个画面在中国的胎育文化中也被描述过："子在腹中，随母听闻。"母亲的身体，不仅是一个胎儿的物质居所，还是丰富情感的居所。在产前和围产期心理学这个领域，我读了很多的专著和文献，当看到美国、法国等学者的书中都不约而同地提出"中国是全世界最早进行产前教育的国家"时，有一种醍醐灌顶的感觉，最高级的生命之道竟然在咱们自己家门口。

这里不得不提到的一个词就是"胎教"。做了十几年科学胎教的科普工作，我感觉这个词被误会了太久，大多人都认为胎教是给胎儿的教育，胎教就是简单地给胎儿听听音乐而已，遗憾的是，这些认知都太局限了。如今全球范围都在建议准父母要在产前进行"以胎儿为中心"的学习，孕妇学校其实就是在做同样的事。追溯中国的胎育文化，明代教育家许相卿的胎教主张是："古者教导贵豫（'豫'通'愉'），今来教子宜自胎教始。妇妊子者，戒过饱，戒多睡，戒暴怒，戒房欲，戒跛倚，戒食辛热及野味。宜听古诗，宜闻鼓琴，宜道嘉言善行，宜阅贤孝节义图书，宜劳逸以节，动止以礼。则生子形容端雅，气质中和。"

从母胎依恋的视角来看这套古代胎教理论，它不仅关注到母胎双方的身心健康，也从围产期生活的各个方面进行了总结提炼，同时让我们看到在几千年前，中国人就已经开始关注围产期女性的积极情绪。第一句就提出了胎教重要的前提：愉悦，并基于这个孕育目标，提出了面对围产期压力的各种干预方案，如饮食、睡眠、运动、音乐、绘画、阅读、书法……不得不赞叹我国古代胎教文化的深邃和智慧。

换个角度，全世界越来越多的准妈妈都通过产前联结的方法促进和适应自己的母亲身份，并为自己和胎儿之间架构起一座美好的情感之桥。如今，有了更多科学知识和多媒体资源的加持，可以通过课程、视频、图片等丰富的方法帮助母亲和未出生的胎儿之间创造信息流和沟通介质，帮助母亲了解胎儿是如何成长的，理解胎儿的感受和需要是什么，甚至包括对胎儿产生威胁或危险的事情。

通过持续的产前联结，使孕期女性的生活质量得到了明显的改善。同时，于胎儿而言，让他们感觉自己在父母意识的深层次上被看到和听到，也会令这些在子宫内已经发展起心理和意识的胎儿感受到尊重，能够去发展自己独特的个性。因为母亲对胎儿深刻的感受和感知，反映在胎儿的能力上就是敢于扩展和表达自己，并且增长来自子宫中开始发展的深刻的自尊。与此同时，产前联结的过程中对于不同方式的使用还能令胎儿在子宫中正在发育的大脑受到强烈而有益的刺激，结果就是这些胎儿被赋予了内在的强大力量，令他们在出生之后对外界的兴趣和信任也更为良好和优秀。

在一个产科医护人员的微信群里，我看到一个视频，是一些科学家创造出了可以替代母体来为胎儿提供发育空间的人造子宫。我有点不愿意想这类"创新"的后果，如果从一个胎儿的角度表达，我更愿意在一个能听到妈妈心跳、感觉妈妈身体摇摆晃动的温暖的羊水世界中出生。

围产期心理关键词：产前联结

20 世纪 90 年代初，杰诺·拉菲（Jenoe Raffai）作为一名精神科医生，在对来到其精神科的青少年住院患者进行了精神分析的基础研究后，发现很多患者的问题都源于产前不良的母子关系的创伤。在进行了深入分析研究后，他开发出一套从孕20周开始的针对孕妇及其家庭的支持性预防方法，被称为产前联结（prenatal bonding），其定义就是指为母亲和胎儿之间建立情感上的紧密结合，有机会实现她们产前创伤的早期治愈。拉菲指出，产前联结并不是心理治疗，而是一种促进妊娠健康的过程，适用涉及怀孕、分娩和产后的专业支持应用系统。

产前联结除了强调母子之间的关系，也非常强调父亲参与的重要性。产前联结的研究证明，未出生的婴儿也具备了解父亲和其他重要人物的能力。这也意味着父亲也有机会与未出生的孩子建立早期的亲密关系。父亲的参与让母亲能够更加接受她个人的身体变化以及她生活中的广泛变化，更胜任自己的母亲角色。除此之外，还能够以类似的方式邀请兄弟姐妹与子宫内的胎儿进行情感联结。这一切都会在出生之前为胎儿建立一种熟悉感，帮助每一位新生命更顺利地进入"新世界"。

拉菲在临床几十年的进行产前联结的促进过程中，重点帮助孕妇及其家人更好地与未出生的婴儿进行接触，同时可以通过音乐、对话、冥想以及构建内心的图画进行情感联结。通过产前联结的系统干预后，处于妊娠阶段的女性和她的孩子可以获得12个明确的健康收益。

1. 母亲的内心感受与未出生的孩子有深远影响，可以获得自己以及宝宝的智慧。

2. 母亲天生的母性能力由产前联结得到增强，并在分娩时创造更大的自信和安全感。

3. 母亲和婴儿成为一个良好的组合，体验较少的焦虑和痛苦。

4. 分娩难度更小，术后并发症更少。

5. 产科干预显著下降。

6. 通过产前联结大大减少剖宫产，自然分娩更多。出生更安全，成本更低。

7. 产前联结的早产率低于 0.2%，大多婴儿在预产期 5 天内出生，没有任何医疗干预。

8. 分娩创伤程度低，头部表现为自然圆形，出生后哭闹很少。

9. 婴儿对外界充满好奇，情绪稳定，社交成熟，可以充分发挥个人潜力。

10. 白天睡眠较少，夜间睡眠更长、更深，醒的次数更少，父母患睡眠障碍的概率更小。

11. 婴儿和儿童易于交流，有自我意识和自尊心，也能耐心地了解父母的意图和需求。

12. 在全球范围内 6750 多例促进妊娠样本中显示：产后抑郁症的发生率远远低于 1%。

在"胎儿健康促进"这套跨学科的循证框架下，我们得以看见，无论在什么情况下成为母亲，都值得我们在感受到胎动之后，开始与自己的胎儿以合适的节奏进行产前联结。这个充满接纳和爱的选择可能会改变孩子的未来。

7. 试管妈妈"顺利毕业"
   却体验不到怀孕的喜悦

"知道我移植成功后，我心里从过去害怕移植失败的担忧换成了对肚子里这个孩子是不是安全的担忧，我在家里觉得待在哪儿都不舒服，感觉心里焦虑得像热锅上的蚂蚁，根本没法安定下来，所以我就只能到医院来，其实我也没有什么检查要做的，我只是坐在候诊区，感觉就踏实了，心也没那么慌了。今天突然看到心理门诊，我就想过来问问你，我这样对孩子是不是也会有影响……"一位胚胎移植成功 10 周的准妈妈，在母亲的陪伴下来到我的围产期心理门诊时如是说。

在大多数人看来，一旦确定怀孕了，那些经历千辛万苦的夫妇心中曾经因为不孕不育带来的痛苦和折磨都会瞬间消失，都将沉浸在幸福感中享受孕育好时光。而在上面这位孕 10 周的准妈妈的表达中，你一定会感觉到，这种"幸福感"维持的时间真的是有限，人的大脑在完成了一个最近任务后，会立刻启动对下一个目标的评估，因此把"幸福感"取而代之的就是更多的担忧、新的焦虑甚至是对再次失去的恐惧。

在辅助生殖中心完成胚胎植入之后，专业机构在不同的时间段通过 B 超监测胚胎的发育状态。当一对夫妻经历了第一次超声检查，他们可能会为自己所看到的图像感到兴奋，同时很多母亲会无情地压抑自己成为母亲的喜悦，她们说："我会一直在心里告诉自己不要高兴得太早……毕竟中国有句话叫乐极生悲……"还有的母亲会说："对于医生给我们通知的这个结果期待很久了，但我俩似乎都高兴不起来，甚至我觉得我老公比我还担心。做什么都很紧张，我也很奇怪发生了什么，我甚至想一想怀孕都感觉实在太漫长了……很煎熬。"害怕失去刚刚到来的生命，让很多辅助生殖的家庭一边在身体上获得了怀孕一边在心中被剥夺了愉悦感。

在医疗流程上，一旦不孕不育的家庭顺利怀孕，就需要从辅助生殖中心转入产科进行统一管理，因此对于大部分的辅助生殖家庭而言，他们便面临着一次重要的分离和告别——这也许会成为一次巨大的焦虑来源，也可能会引发一次信任危机。他们不得不面对新的医生和护理人员，过去的熟悉和亲切消失了，而就医疗工作定位而言，医生与护理人员似乎也并不需要为他们内心潜在的焦虑和担心负责，而是需要更尽职尽责地支持他们完成接下来整个妊娠的常规流程。

若干年前我与北京某医院的一位产科主任聊天，他说常常有些手术时间很短，然而手术前后病人拉着你"话疗"的时间比手术时间还长，这个手术就是"减胎手术"。随着辅助生殖技术的发展以及促排卵药物的使用，导致全球范围内多胎妊娠的数量急剧增加。这不仅拉高了双胞胎的出生率，更增加了妊娠风险。所以，如何控制多胎妊娠的风险在医疗层面成为安全难题，每多一个胎儿对母亲和孩子的威胁都会增加，所以必须选择是维持妊娠还是选择减少胎儿数量。此事对于通过辅助生殖方式成为父母的家庭而言，也是一个重要又痛苦的道德和伦理课题："都是我的孩子啊，我却无法保护或保留他们。"

在感性的驱使下，有的家庭强烈地要求保留双胞胎，这就意味着要接受早产的现实，以及要面对这些婴儿可能会因此而出现的后遗症和医疗并发症；放弃则面临着更难面对的悲痛。总之，在给辅助生殖的家庭提供咨询时，我深刻地感觉到，医疗工作真的是一个与死神在谈判的职业，如何为这些处于困境的家庭提供充分的信息，以及在情感上和决定上提供公正和中立的支持与陪伴，就显得更为重要。

这位产科主任说，他的门诊越来越多地遇到辅助生殖家庭需要减胎的病例。作为有着临床心理学知识的医者，他知道这是一个会发生心理应激的重要事件，他说："我们科室目前并没有专门设置心理支持人员，所以，只能我自己上，在术前和术后尽可能帮助这些家庭为他们提供一些力所能及的安慰。"

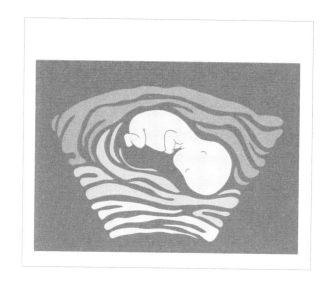

尽管会经历上述的波折，必须承认的是，能够如愿成为父母，确实会增加不孕家庭的整体幸福感。当然，幸福的同时需要体验所有新手父母都会经历的影响，比如产后疲劳、休闲时间减少、与伴侣相处的时间减少。所以，在孕期的时候，辅助生殖的家庭也可以考虑自己和伴侣如何规划双方在产后更好地适应，这是非常重要的心理预防。

有不孕经历的女性在分娩后，焦虑又转移到对婴儿是否会死亡的担忧上。越来越多的临床证据表明：经历过不孕或怀孕失败的女性更容易经历产后的心理挑战，这类人群之所以容易出现产后抑郁症，是因为她们在整个妊娠过程都暴露在抑郁、焦虑、低自尊、高压力、更低社会支持或是婚姻关系的冲突中。对于一部分辅助生殖的家庭，还有一个巨大压力就是高昂的医疗费用。

在备孕那一小节中，我就已经明确地建议，辅助生殖的家庭最好可以在备孕阶段就找到一个可以建立信任关系的咨询师。在受孕和分娩前进行咨询的意义是显而易见的，如果能够在早期得到心理支持，他们将能更好地应对向父母身份的过渡，还可以在任何需要的时刻为自己提供及时有效的心理支持。产后，这样的支持者的存在可能会更重要。还可以掌握更多的自助方案，目前在欧美国家以及国内都普遍使用的辅助性非药物干预的方式，也都可以了解并尝试。

· 芳香疗法：芳香疗法有安全的、适合围产期女性的应用场景，不仅可以减少怀孕期间的压力，还有机会在分娩过程中使用以降低疼痛感，更可以在产前和产后通过按摩和嗅吸的方式舒缓身心，有效地释放紧张和愤怒。

· 瑜伽：悲伤会被我们的身体在不同的位置以特殊的感觉"储存"，因此也可以用身体的不同姿态释放这些压力。瑜伽可以帮助女性调整呼吸、增进自我反思并安静自己的心，并在以积极的方式移动和使用自己的身体时重新获得舒适感。

· 呼吸放松：学习一些放松身体的方法，比如渐进式放松，能够在自己感觉焦虑和紧张的时候，帮助自己进行快速有效地调节。也可以通过正念、冥想等方式找到令自己感觉安全的环境和状态，及时给自己关照。

· 触摸 / 按摩：在一些研究中，在怀孕期间或产后，由家访的咨询师为她们进行简单的按摩，发现这些进行了身体按摩的母亲在产后 6 个月内患抑郁症的可能性明显降低。如今国内越来越多的医院也将按摩治疗融入临床中。

当然，如果可以的话，我还建议找一些其他主题的支持者，比如产后母乳喂养以及产褥期护理的支持，这对于产后更好地过渡都有非常积极的促进作用。

📖 围产期心理关键词：流产后再妊娠

在人类这个种群中，母亲和孩子之间的相互依恋在出生前就开始了。母亲与胎儿在孕期是一体共存的状态，依恋更深，似乎也更容易被理解和接受。现实情况是，很多研究者都指出：父亲也会对胎儿产生产前依恋，与母亲那种基于身体的感受不同，父亲与胎儿的产前依恋则更为抽象一些。

所以，我们常常说的"流产后一旦再次怀孕，担忧和悲伤就会减少"是一个看上去好像有点道理的误会。事实上，对于那些过去有过流产经历然后再怀孕（pregnancy after loss）的准父母而言，这一过程和体验也可能是创伤性的。一些有过丧子经历的父母再怀孕时的情感痛苦也是显著的。

阿姆斯特朗（Armstrong）在一项定性研究中探讨了4位父亲在失去胎儿后再怀孕的心路历程。父亲们描述了之前流产经历的影响，以及他们的情绪困扰对他们在这次怀孕期间的影响。不管失去上一个孩子已经过去了多久，也不管对上一个孩子的情感投入是多少，所有的父亲都表现出了极大的焦虑。他们描述了比上一次怀孕时更高的风险意识和警惕性。不难看出，由于之前经历的一场改变生活的悲伤之事，任何一对再次怀孕的夫妻都会对新一次的妊娠结果充满不确定。他们每天都会对胎儿的健康担忧，甚至恐惧在同一时间再次失去这一次的胎儿……

我之前遇到过一位夫妻，其中爸爸对新一次的怀孕的紧张已经蔓延到身边的每一个人，他的伴侣告诉我："谢老师你知道吗，我先生每天就像打卡一样，早中晚三次给我打电话，第一句话永远都是孩子动了没有……"这与诸多的研究结论也高度一致：有过既往不良产史的父母在本次妊娠中呈现的产前焦虑显著偏高。好消息是，随着本次妊娠孕周的持续增加，夫妻双方对这一次妊娠结局的焦虑程度会逐步降低。

这些研究结论也让我们更充分地认识到，对准备怀孕或刚刚怀孕的夫妻，评估他们是否经历过既往的不良产史，以及密切关注他们在这一次新的妊娠中的焦虑和抑郁症状并提供及时地干预具有极其重要的意义。从临床医生的视角，可以为他们创造一个关怀环境，让迎来又一个新生命的父母可以有机会充分地讨论他们的恐惧，并能够逐渐引导他们将过去的经验与当前的妊娠分开，这是降低焦虑和恐惧非常重要的环节。

20 世纪，欧美国家开始对有胎儿丢失的父母提供哀伤支持的专业护理。如今国内的一些医院也开始为他们提供专门的心理支持或社工服务。这些年，我在为医疗系统进行专业围产期心理健康主题的专业培训时，有个专门的主题就是"围产期的哀伤护理"，在学习和实践中，有幸亲眼见证和参与了一些医院在胎儿丢失和哀伤护理方面为这些悲伤的家庭提供的优质护理，着实为医护人员的真挚和用心感动。

8. 孕期阶段的创造性练习

祝福你，已经进入一段与众不同的生命之旅。我并不想通过"伟大"这个词凭空为准妈妈徒增巨大的身份压力。每位女性在此刻都可以选择自己想成为的样子，可以脆弱、强大、温柔、顽皮……总之真实做自己就好。

此刻，我要向你腹中的、未曾谋面的新生命表达我深深地臣服。是他的到来，让我们对生命本身启动了探索、好奇、感动、期待甚至是担忧；也是他的到来，让每一对夫妻有了新的身份、新的角色、新的责任和新的目标；更是他的到来，让我们的家庭画卷更丰富、更有趣，更充满挑战和可能性。

既然，人类的孕育时光被定为9个月，那这段时间必然有其意义在等待我们去洞察和探索，我们可以利用这段时光做些什么让其更富有意义和价值，建构我们的知识，丰满我们的体验，提升我们的能力，满足我们的愿望？

总之，当父母有觉知地孕育，会让未出生的孩子在来到这个世界之前就可以更好地被对待。当孩子还未出生，我们被称为"准父母"，准备的准，这时我们需要准备什么呢？

准备为自己进入角色做些什么？

准备为自己在孕期良好的身心状态做些什么？

准备为自己的分娩以产后的喂养做些什么？

准备为孩子出生之后的家庭养育和教育做些什么？

准备为一个家庭甚至是一个家族的整体升级做些什么？

……

听起来，要做的事情似乎还真不少。当然，也绝对不能就让你一个人做。

所以，邀请你的伴侣一起，通过本章的三个练习一起未雨绸缪吧！

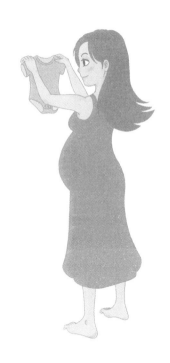

练习 4：设计你的孕期计划

当我们得知一位即将成为妈妈的女性在精神和情感上的准备如此重要，而心理孕育又是每一位女性在母性意识上成长和发展的关键，那么请尝试在分娩之前，邀请你的伴侣和你一起完成以下计划。

无论你目前是怀孕几个月还是尚未怀孕，都不妨给你的孕期生活做几个关键词的定位，这个关键词可以是你最希望的状态、感受或是某件事情的结果……总之，是你认为特别重要的。别紧张，之后还有机会修改。

关键词 1：_____

关键词 2：_____

关键词 3：_____

定下关键词之后，你需要针对每个关键词做一个思维导图，里面要包含的信息是：5W+2H。

·要做什么（What）：上面列出的关键词，相当于你在心里已经确认了你的初期目标。

·为什么做（Why）：务必明确你做了之后自己可以获得的受益，这是内驱力"汽油"。

·何人做（Who）：你需要谁来支持，情感支持和医学支持都可以写上。

·何时做（When）：重要事件的最佳时间窗口，建议可以与专业的人交流一下。

·何地做（Where）：不同的事件在家、在医院还是在产前课堂做，需要提前了解信息。

·如何做（How）：向专业的人了解实施的正确步骤和方法很重要，找到高效的方法，否则容易做无用功。

·做多少（How much）：这个内容有点复杂，但非常值得推敲，包括做到什么程度才算达标，了解数量和质量标准，以及需要花费多长时间或者多少费用。

如果你就每个对你而言重要的事情明确了 5W+2H，就意味着你已经拥有了一个可实施的孕期计划书。如果你乐意的话，建议你在孕早期、孕中期和孕晚期可以各做一次。你会发现很多重要的事情是有时间窗口的；你也会发现还有一些事情存在连续性，长期投入回报更高；你更会发现有一些看似散乱的事情其中是有关键规律的，找到一个可以解决一串……总之这些让自己越来越好的方法一旦被你发现，也就意味着你掌握了自己孕期的节奏，你成了自己孕期的规划师和操盘手。这种感觉简直太棒了！

孕期计划书

要做什么（关键词）					
为什么要做（我的受益）					
何人做（支持人员）					
何时做（持续时间）					
何地做（场所地点）					
怎样做（标准）					
做多少					

完成这个初步计划后，再请你为自己做如下两个重要的补充设置。

设置 1：未完成计划时受阻的原因以及解决方案，资源是什么？（重新评估自己的认知盲区以及局限，并在下一阶段更好地规避）

设置 2：完成计划后对自己的奖励是什么？（给自己建立更多的正向反馈，让目标更合理，拥有真正激励自己的意义而非成为压力）

练习 5：与胎宝宝的产前联结

当你了解了孕期母亲与胎儿之间"心心相印，息息相通"的无比亲密的关系之后，特别是当你知道产前联结能够为你和胎儿带来诸多获益之后，可以进行以下三个重要的主题创作，去建立你与胎宝贝独特的情感互动。

主题创作 1：以父母的身份写一封《给胎宝贝的告白（欢迎词）》

邀请你的先生一起写，也可以分别写给胎宝贝。

写信的时间可以是在第一次听到胎宝贝心跳的时刻，也可以是第一次在四维彩超里与胎宝贝见面的时候，写下你的感受、你内心的画面、你脑海中浮现的想法，等等。总之，给胎宝贝的这一封信无所谓长短，也无关乎文采。

写完后，可以选择安静地将这封信读给腹中的宝贝，也可以选择将其分享给你的伴侣，当然也可以自行珍藏起来。也许在过程中你会出现各种不同的情绪和感受，请别担心，爱——常常都会以这样的形式让我们"看见"。

请你相信，在带着爱意写这封信的时刻，我们的胎宝贝可以接收到这些爱的讯息，感受到来自父母内心深深的接纳、尊重与欢迎。

主题创作 2：以胎宝贝的身份回复一封《给爸爸妈妈的回信》

这是在完成给胎宝贝的信之后要做的事情。

在时间的选择上，可以与你的伴侣约好一起写，当然也可以你们分别进行。给自己准备一个安静的时间，哪怕只用 15 分钟。你可以拿出你之前写给胎宝贝的信看一遍，然后闭上眼睛，去感受你的眼前、你的内心、你的脑海中浮现的画面或是响起的声音，并尝试着以胎宝宝的视角或口吻写下来，建议包含以下 5 个内容。

<u>1. 当我收到来自爸爸 / 妈妈的信时，我有怎样的感觉。</u>

<u>2. 这段时间，我在妈妈的肚子里都发生了哪些故事。</u>

<u>3. 我所感受到的爸爸 / 妈妈是怎样的一个人。</u>

<u>4. 在妈妈的子宫中，我希望得到怎样的陪伴和成长。</u>

<u>5. 当我准备出生的时候，我希望用怎样的方式以及得到怎样的照顾和陪伴。</u>

请相信每一份爱都会被看到和响应。通过经历这样一次完整的爱的互动，将会支持我们更有力量面对接下来的时光。尝试与胎宝贝一起努力，达成和实现信中美好的愿望。

主题创作 3：为胎宝贝写一首《爱的祝词》

在这个环节，建议由爸爸和妈妈一起合作完成。

时间的选择可以自定。对于这首为胎宝贝而作的《爱的祝词》，无须考虑长短或形式，可以是散文、诗歌，也可以是一首歌词，甚至只是一段话。这都将成为我们与胎宝贝心意相通的见证和信物。

在写的过程中，需要做一个小且重要的提示，请带着觉察去感受：在字里行间，哪些是我们作为父母未完成的愿望或是心中的恐惧，又有哪些是对一个生命的接纳和祝福。

写下来之后，每天睡前伴随着冥想为宝贝轻轻地诵读。这一切都将通过活跃的潜意识成为与宝宝的心灵对话。请相信，这些爱的能量会源源不断地滋养父母以及正在孕育中的宝贝，最终让他们平安和幸福地见面。

练习 6：检查产前的压力和应对策略

首先要明确的是：承认压力不是脆弱而是一种能力。这种能力让我们获得对自己和生活环境之间的敏感，一旦知道压力在哪里才能更好地面对它、解决它和跨越它。这对于孕产阶段的女性和家庭而言特别重要。这个练习你可以一个人做，也可以与你的伴侣共同完成。

如果是你一个人做，那么在回答每个问题的时候，请一定抓住在你脑海里第一时间出现的答案，思考过多时就已经是修饰过或是压抑后的结果了，就有失真实了。

如果是你和伴侣一起做，那么一起完成后，可以一起讨论双方的回答，一起讨论对不同压力的看法以及对自己有用的对策，也可以就双方共有的压力讨论接下来的应对策略和所需要的资源。

注意，公开地与亲近的人讨论压力本身就具有极大的缓解压力的效果。最后要提示的是：每个人的压力都是独特的个人体验，没有可比性更没有评价的意义。

1. 在怀孕前你是否就存在一些压力，具体是什么？你是否打算调整它们？

   如果想调整，你打算怎么做？

   如果不想调整，发生了什么阻碍呢？

2. 成为一位"母亲"意味着要承担一些压力，你是否能够真实地表达？

   哪些压力是你愿意承担的？

   哪些压力是你可以承担的？

   哪些压力是你承担起来有困难的？

   哪些压力是你打心眼儿里不想承担的？

3. 对于在孕期与伴侣的交流方式和风格，你是否有特别的诉求并专门讨论过？

如果没有讨论过，你打算怎么办？

如果讨论过，你如何评价讨论的结果？

4. 你是否了解孕期饮食、运动、睡眠和情绪等重点内容的健康指标以及调整措施？

5. 基于个人状态所存在的医疗方面的妊娠风险，你和伴侣的信息是否能保持一致，同时就预防方法也能够达成一致？

6. 孕期的女性通常都会有更高的情感需求，你打算如何满足自己，以及你如何确保自己在需要的时候可以获得家人或他人的支持？

7. 你和你的伴侣对孕期生活的财务需求，是否达成了一致或还存在未讨论的事件？

8. 你打算遵循什么原则来让自己和胎儿能够健康、平安地度过孕期？

9. 当你遇到新的压力时，是否能为自己提供一些熟练掌握并且有效的自我调节方法？

10. 因为压力而感觉痛苦的时候，你会求助专业人员或机构吗？请确保你知道这些资源的正确信息，随时可以找到他们，哪怕你一次也用不着。

最后，在这一阶段，我为你准备了一个《妊娠压力量表》（见附录1，这是台湾高雄医学大学护理学系陈彰惠教授（Chen Chung-Hey）编制和修订的一个信、效度良好的量表。如果需要，可以如实测量一下你在妊娠阶段的压力是怎样的，并针对带给你压力的人与事件进一步讨论如何应对，这对于降低妊娠压力以及提升妊娠和产后母亲和胎儿的身心健康都有着积极的促进作用。

第三章

分娩：『行使「知情权」即生育正义』

多年前，在一个大型孕妇活动中，我曾提出"子宫历险记"的主题设计，被直接否决，原因就是合作方认为"子宫"这个词听起来太不合适……天哪，这理由会不会让你觉得有点好笑，但这的确就是十多年前对"科普"不那么友好的事实。

不允许表达或无法直面自己生命的来处，这本质如同我们不接受自己的祖籍或者家族姓氏一般，令我感觉很诡异。是回避？是拒绝？是否定？还是意识的退化？如果看看"分娩"的演进，似乎会有点思路：现代社会对分娩过度的医疗化，展示出看似积极的一面，似乎是科学在用其进步和发展的技术保护母婴安全，而看不到的可能是一种明确的抑制，让女性不相信自己的身体而更相信手术，也可能是一种潜在的控制，让本可以自然而然发生的事，凭空多了很多不必要的干预。

无论是产科学领域还是围产期心理健康领域，都存在一类共同的声音：分娩，被过度干预了。作为一位非医学的孕产领域健康教育工作者，我也真实地遇到相当数量的非常健康的产妇，她们根本不想了解任何分娩信息，只想"简单高效"地把自己身体的分娩交托给医生和手术刀，抑或期待麻醉师带她在如梦似幻中完成分娩。

这实在与人类在生育环节中的本能背道而驰——分娩前，母亲的身体用 280 天的时间与胎儿相互适应，不仅建构柔软并且可以自发迎接新生命的通道，还会完成极其精密的内分泌自动调控，松弛素何时分泌打开骨盆，催产素何时促进宫缩，内啡肽何时放松止痛。同在分娩中的小生命，也在充分展示自己的智慧与力量，以或慢或快的节奏通过新世界的大门，他是启动分娩列车的"驾驶员"，他会通过灵活的身体和四肢协调腾转挪移分毫不差地通过母亲最复杂的骨盆通道，他在短暂的几个小时内完成从一个水生环境到陆生环境器官的适应和过渡。

本身可以自然发生的事情，却更多地在人工催产素、人工破膜、剖宫产、硬膜外麻醉、产钳等各种"家伙什"的参与下进行。我从来不认为这个结果是需要某个具体角色来承担，理性地说，这是一件社会、科学、文化、医疗和产妇个人的共谋之事。

幸运的是，如今在生育女性身边有越来越多的专业人群，正在全力以赴地将"知情权"送达面临分娩的女性面前，支持她们紧握分娩的决策权和控制权，将身体交付于自己。所以，在这一章节里，我依然会保持客观和多元化的视角，与你一起探索。

·了解你的身体在这个重要时刻会经历什么，通过制订分娩计划在意识上为自己构建一个相对可控和积极的分娩过程，全力降低创伤性分娩发生的可能性。

·了解在分娩中的主角——胎儿，在分娩过程中的经历与挑战，这将让你拥有一个新的视角去思考，作为他来到新世界的合作者，你可以做的选择和准备。

·了解你的伴侣，在分娩前后以及分娩的过程中，有哪些和你不同的想法、期待，以及未被表达的担忧，真诚而充分地讨论会让我们都获得"被看见"的体验。

分娩，看似短暂却也在无形之中让家庭中的三个人发生了质变。是一件对你、伴侣与孩子都可能产生终生影响的事件。了解分娩中的身体，也可能会让你更爱自己。

1. 做"分娩创伤"的知情者

一位先后生育了两个孩子的妈妈，距离她第二次分娩已经近十年了，她与我交流的时候说："很奇怪，我也不知道为什么，每当我与人说起分娩这件事情，或者听到这个词的时候，我就感觉自己的眼睛前方会立刻闪现我分娩时痛苦的画面。这么多年过去了，每当想起我的第一次分娩都会觉得心里有很多的委屈，还有对大宝的愧疚，因为当时的分娩实在经历了太多的痛苦，所以大宝没有得到他应该得到的（母乳和第一时间的肌肤接触），但这些在我生老二的时候，二宝都得到了……"

在英国分娩创伤协会的官网公开的案例中，有一位 60 多岁的母亲在陈述中发现自己依然还存在分娩创伤的躯体反应。在过去，分娩的结局被理所当然地认为会获得一个新生命，会获得一个新身份，会获得幸福的家庭生活……这是结局的一部分，无法掩盖和忽略的还有与分娩同时发生和存在的一些重要的"心理并发症"，所以，在这一小节中，我真心不想考虑文字可读性的问题了，对严肃的事情用"严肃"的方式表达本身也是一种态度。

知情权这个词你一定听说过，简单说就是指知悉、获取信息的自由与权利，包括从官方或非官方渠道知悉、获取相关信息。这是我们作为公民的权利。在我系统地学习产前和围产期心理学的过程中讨论到为围产期女性提供心理护理时，导师莎莉（Sally）博士也提到了关于知情护理的伦理，并强调围产期女性对生育过程中的各个重要环节和事件的知情权，只有在充分知情下才有可能做正确的决策。

因此，开篇所描述的美好和谐的分娩情境也许只是分娩存在的其中一种样子，而其他可能是：分娩可能会引发产妇经历心理创伤导致产后抑郁症，也可能会令孩子出现身体的创伤，陪产的伴侣也可能出现心理创伤或性创伤，在过程中的医护人员也可能因此而经历"替代性创伤"——分娩创伤的研究者谢尔丽·贝克（Cheryl Beck）提出的"涟漪效应"。

所以，你对于即将到来的分娩环节中的重要信息都知情吗，对于可能经历的突发事件都知情吗，对于分娩可能存在的创伤性体验以及不良结局都知情吗，对于分娩中除你之外也可能受到心理创伤的其他人的风险都知情吗……如果答案是否定的，那么我想问："你想做自己分娩的知情者吗？"

但愿一连串的发问不会让你觉得我在小题大做，也许你可能会想，身边那么多女性都是这样过来的，我有必要做个知情者吗？要与不要，归根结底是你自己的事情，当然是你说了算。同样的逻辑，作为产前和围产期心理健康的教育者，我也要在职业伦理和科普身份下正确地工作，充分提供与"分娩创伤"主题的相关研究和领域内发展的信息，为需要的母亲提前提供可用的信息，以更多的可能性支持她们尽可能地拥有一个充满安全和控制感的低创伤的分娩。

简要回顾一下"分娩创伤"的研究。这个概念在 2004 年被谢尔丽·贝克提出，是指分娩后出现 PTSD 的症状。早在 1980 年，PTSD 就被美国精神病学会精神障碍诊断手册正式纳入诊断单元，也属于心理创伤范畴。经历分娩创伤的女性，会经历短期或长期的强烈痛苦、愤怒或悲伤的情绪，大脑中控制不了会出现分娩过程中的片段，闪回分娩过程中痛苦的画面、会持续有自责和消极的想法……这些体验均符合 PTSD 的典型特征。

贝克在其研究中提出"分娩创伤"通过生理与心理两个方面分别会影响母亲和新生儿两个角色。一种情况是在分娩过程中发生的，产妇和新生儿在身体上实际发生的严重伤害（这也是大部分人所知道的如产道用力不当导致的撕裂，或是新生儿身体上可见的因使用助产设备导致的擦伤）；第二种情况则是分娩中的女性在精神上遭受了强烈的刺激，来自令她感到恐惧、失去尊严、无助和失去控制的经历。这种心理层面上的创伤感，来自意外的、感觉上难以承受的事件。

以上场景在分娩过程和待产室相当多见，比如准妈妈孕晚期做常规检查时突然接到医生通知"10 分钟以后紧急剖宫产"，又比如在自然分娩过程中，医生突然说胎心不好要立刻转剖宫产，再比如与你在同一产房生产的妈妈突然休克，等等。这些创伤可能是由一件事情导致的，也可能由很多事件混杂在一起，都可能迅速把我们卷入强烈的恐惧中，不仅会影响我们的分娩进程，改变我们的分娩结果，更可能引发产后抑郁等远期影响。

这些年，分娩创伤也成为我国妇幼健康领域研究者的关注课题，有更多的临床研究开始讨论和聚焦分娩创伤的控制和干预。2012 年，陈颖等人进行了分娩创伤影响因素的分析，对导致分娩创伤的危险因素的危险性进行了由强到弱的排列。前四个重要因素分别是妊娠期不良心理（焦虑、抑郁）、妊娠期并发症、创伤性的分娩体验和剖宫产。如果你想知道这四个重要因素如何提前进行控制和干预，那我想郑重地强调一下——这整本书的每一个小节都在为规避生育和分娩风险这一核心目标服务。

从考虑怀孕的备孕时刻就开始做好每一步规划，夫妻双方都能带着健康的身心迎接腹中的胎儿；在孕期与伴侣共同进行充分的产前学习并与胎儿进行产前联结、持续进行科学的孕期运动，及时做好产前检查，根据自己的身体状况做好控制和监测；分娩虽然只用几个或十几个小时完成，但需要我们有意识地提前几个月做准备：从分娩知识的学习到分娩方式的选择，从分娩减痛技术的掌握到分娩支持者的选择，前期越充分地准备就越能够起到"主动降低分娩创伤"的效果。

2022 年于《中华护理杂志》发表的一篇主题为《孕产妇分娩心理创伤的研究进展》的研究中，提出专业思路的框架性建议：要动态关注孕产妇不同时期的心理变化，从不同利益相关者（医护人员、伴侣、家属、朋友等）角度，给予产前—产时—产后连续性的支持及个性化的预防措施。具体的重要措施有三个部分：充分评估易感因素，加强产前教育；提供一对一助产服务，使产妇获得分娩自主权；及时对产妇产后负性情绪进行疏导。

生育不是小事。生育女性的心理健康护理更不能忽视。

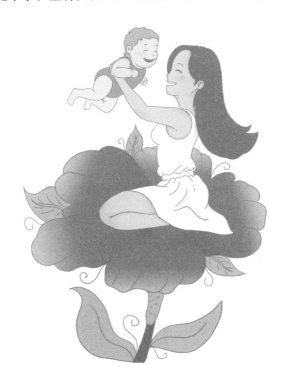

2021 年，英国国民保健服务系统（NHS）发布了《支持在围产期实施创伤知情护理的实践指南》。该指南强调的核心目标之一是：让围产期的女性避免经历二次伤害。而具体的实践方法就是帮助处于生育周期的女性了解围产期中存在的心理创伤的相关知识，以及对围产期妇女的影响，并根据女性和家庭的需要定制护理服务。在指南中提到的与围产期相关的五类心理创伤事件之一就是分娩创伤。

分娩创伤的知情护理之所以重要，在于它不仅影响一个女性的生育幸福感，更影响一个孩子和一个家庭的幸福感。研究分娩创伤的临床心理学家安杰·霍尔希（Antje Horsch）博士认为，分娩创伤与心理创伤有明确不同的三个独有的特质，也值得生育女性或是为围产期女性工作的专业人员借鉴。

在大多数导致创伤后应激障碍（如车祸或暴力袭击）的原因中，创伤事件的发生是意外的。相比之下，分娩是女性期待已久、充满喜悦和积极情感的一件事情，但在不确定的某一时刻，突然发生的一些事情，让这种感受从积极迅速变为消极，这种"出乎意料"通常会令人产生困惑，甚至开始怀疑自己。

在创伤性的分娩中有两个人参与其中，母亲和婴儿。通常（尽管不总是），创伤后应激障碍患者能够避免一些创伤事件的提醒。然而，一般情况下在女性分娩后，她将理所当然地与小婴儿建立亲密的依恋关系，也正是这个小婴儿的存在相当于在持续刺激产后的妈妈：你刚刚经历了创伤性分娩。这无疑是令母亲们更痛苦的事情。

正常情况下，因为突发事件经历了创伤后应激障碍的患者会最大限度地规避再次经历创伤性的事件，并远离创伤源。比如出过车祸的人很可能会拒绝开车。然而，霍尔希博士发现，一部分经历过创伤性分娩的女性会想要再生一个孩子，如果她们想要生更多的孩子，就不可避免地要再次面对创伤处境。

每一位母亲需要明确的信念是：自己才是分娩健康的第一责任人。此刻，可以放下那些如何为胎儿和伴侣负责的压力，只要你全力以赴把自己在分娩这一关键环节照顾好，毋庸置疑，他们一定会因你的准备而受益。

围产期心理关键词：围产期创伤后应激障碍

谢尔丽·贝克作为分娩创伤这个领域开创性的研究者，之前研究了十余年的产后抑郁症课题。她在研究过程中发现，分娩中的不良体验会对产后女性的身心恢复造成巨大的影响，并且还会影响一个新家庭每个人的健康。因此，她在 2004 年首次提出"分娩创伤"（birth trauma）概念，意思是：在分娩后经历的创伤后应激障碍。下面将导致分娩创伤的事件一一罗列，这些创伤性的体验可能涉及也可能不涉及身体伤害，但会造成持久性的心理痛苦。

- 死产 / 婴儿死亡
- 心搏骤停
- 对硬膜外麻醉的恐惧
- 镇痛不充分
- 产钳 / 胎吸 / 颅骨骨折
- 早产
- 漫长的、痛苦的分娩
- 有辱人格的经历

- 紧急剖宫产 / 胎儿窘迫
- 医疗护理不充分
- 先天性畸形
- 产后出血 / 人工剥离胎盘
- 重度子痫前期
- 与新生儿重症监护室中的婴儿分离
- 急产

越来越多的关于分娩创伤的研究发现，经历分娩创伤的女性在产后出现心理问题的概率会增加。例如，更可能激发产后抑郁症，难以与婴儿进

行情感互动，总是认为自己没有价值、羞耻、内疚或失败，甚至导致婚姻关系破裂。由于在分娩之后仍然会出现闪回、噩梦、愤怒、焦虑和孤立等症状而严重影响正常生活；还有一些女性会避免提及自己的分娩经历，甚至完全回避或拒绝未来的怀孕。

维塞尔（Vesel）等人在 2015 年提出了围产期创伤后应激障碍（perinatal post-traumatic stress disorder）的概念，其定义是：发生在分娩前后的创伤后应激障碍，通常是在创伤性分娩背景下产生的。诊断时间可从受孕开始至产后 6 个月，临床症状持续时间超过 1 个月。由于研究人员将围产期的定义扩大到包括怀孕、分娩和产后的整个时期，因此，更为复杂的内容和概念也会呈现其中，因为怀孕期间生理和心理的相互影响的机制，可能会通过女性的情绪、行为、社会认知的变化而增加创伤性记忆的频率和强度。

这给了我们一个重新调焦的过程，对于分娩那个时间段的创伤体验和创伤预防，扩大到针对整个生育周期各阶段创伤性事件的预防，无疑是对围产期心理健康的框架有了更为整合的理解。这些年我国对于分娩创伤的研究以及干预措施也越来越多，孕妇学校的分娩课程、医院提供的导乐服务和为产妇制订分娩计划，都是在有效地支持即将分娩的女性提高分娩体验的重要措施。

2. 分清楚是恐惧"分娩"还是恐惧未知

"谢老师，有时候我想到分娩，就感觉心里很害怕……虽然我在怀孕时学习了很多知识和技巧，准备工作做得挺足的，但我还是害怕……"

"那我们一起探索一下分娩中各种可能发生的具体的事情，看看哪个是令你感觉害怕的，比如，你是怕见到刚出生的宝贝，还是怕分娩的过程，或是怕分娩中的疼痛，抑或还有什么其他特别让你放心不下的事情？"

中国的生育文化中有一句俗语：生孩子就是过一趟鬼门关。这句话乍一听实在是传递了太多消极和恐惧的情绪，因此导致在现代人的语境中直接就把生孩子约等于痛死了。

的确，疼痛会在潜意识中直接让我们联想到死亡。人类的核心本能之一是求生存，活下来的重要能力就是规避痛苦以及所有痛苦的感觉。所以，世世代代的经验会对每一种引发疼痛的事件进行语言和语义的标识，越重要的事情越要描述得更严重。只有我们对疼痛感觉到恐惧、紧张和回避，才能达到目的：尽可能地规避然后活下来。

在疼痛学的研究领域中，疼痛还传递着更深刻的蕴意是：一方面疼痛会促使我们建立新的认知，去思考其含义、原因和可能的解决方案；另一方面在行为上也进行对应的调整以改变做事的方式。

遗憾的是，我们的祖先没时间说明白这么多，导致习惯简单粗暴的现代人只记住了表义而忽略了隐义——仅学会回避和逃避却忽略了之后思考和行动的步骤。

在可追溯的资料库中，第一个对女性在分娩阶段的疼痛进行"正向编译"的人，是来自英国的产科医生迪克·瑞德（Grantly Dick-read），他第一个意识到分娩的疼痛是引发女性恐惧分娩的主要原因。他的研究不仅引起了医学界更广泛的关注，也引发了准妈妈群体的注意。

瑞德医生在 20 世纪 60 年代离世，作为一位产科医生他对母亲们最好的馈赠莫过于深入地研究并建议母亲们要通过产前课程的学习，消除对分娩的恐惧和紧张。他的口号是准备——不仅要获得信息，还要寻求帮助和情感支持。至今他关于分娩教育的主张被广泛地应用于各种产前教育机构和理论系统之中。

获得信息就是我们对分娩信息更具体、更详细地了解，了解得越多准备得越充分，也就意味着未知就越少，可控制得就越多，这对恐惧感的消除有着明确的意义与效果。分娩向来是一个互动的过程，不仅是妈妈和宝宝在内部共同工作，也可以是妈妈在其他专业人员的支持下完成，因此，几个世纪以来有丰富的角色在支持女性的分娩，过去有接生婆，现代有医生、助产士、导乐，总之寻求有效的帮助不仅可以让我们在情感上获得回应，感受到关注，还可以让我们学会如何在分娩中放松，感知到自己身体和胎儿互动的分娩节律，从而更好地理解和应对疼痛。自然而然地，你就成了一个"我相信我可以"的、充满自我效能感的、积极的分娩者，而不是被动和无助的、被"恐惧感"接管的分娩者。

理性地面对疼痛以及主动获得适合自己缓解疼痛的方法，几乎是每个女性在分娩前都值得为自己投资的事情。

常常在咨询时或是课程中，我会请待产的妈妈们闭上眼睛，去想象妈妈的子宫和胎宝贝之间的亲密互动。

"你柔软的子宫就如同一个紧紧保护胎宝贝的温暖怀抱。当你的子宫开始运动收缩的时候，就如同给宝宝送出一次又一次有力的拥抱，为了这一次重要的见面，你会持续地给宝宝力量、给宝宝支持、给宝宝关照。你子宫的每一次收缩，都在将宝宝送向你的身边。伴随着一次次有力量的拥抱，宝宝正离你更近一些，再近一些，越来越近……"

很多妈妈经过这样一次短暂的联想，会在内心充满力量和感动，甚至会告诉我，从未想到原来子宫的收缩是可以如此带着爱的韵律与宝贝在一起，我一点也不害怕子宫收缩的时刻了……你看，这就是爱的转念和激励，让妈妈因为爱而充满了勇气。

除此之外，越来越多的母亲还会选择各式各样的非药物的方法缓解分娩过程中由子宫的收缩带来的不适感。无论是通过阅读图书还是找专业人士学习，总之，尽可能多地掌握可以缓解疼痛的方法很重要。在分娩前记得把你所学习的知识或技术告诉你的助产士，这样不仅使你们双方可以做好更充分的准备，还可以确保你实现最好的减痛组合。

四处走动，靠在你的伴侣身上或墙上，摇晃你的骨盆可能会感觉比仰卧更舒服。总有一些姿势可以减轻你背部的压力。无论你是躺着、站着还是蹲着，按摩都是从你的伴侣那里得到安慰和缓解不适的一种很好的方式。如果你在怀孕后期或分娩时背痛，按摩会特别有帮助，大约90%的女性都有背痛。在分娩过程中由你的助产士、导乐或伴侣对你的腰背施加轻微的压力或按摩，真的可以缓解不适感。

在脑海中想象令你感受平静的场景，是减少恐惧和疼痛的有效方法。当宫缩开始时，想象一些让你觉得特别舒缓的事情，如无云的天空中温暖明亮的阳光，或者清澈温暖的海水拍打着无人的海岸。你在第一产程中经历的宫缩是为了帮助打开宫颈，你可能会发现想象一下你最喜欢的花的蓓蕾非常缓慢地一瓣一瓣地开放的图像是有帮助的。很多女性觉得波浪让她们感到非常安慰，将波浪的流动与自己宫缩的潮起潮落相匹配。建议提前多练习这些可视化想象，效果更好。

用自己觉得最有帮助的方式发声，帮助缓解分娩的疼痛和焦虑。叹气、呻吟甚至是用嗓子发出低沉的哼鸣声音都是可以释放紧张的方式，不应该被抑制，也不需要担心你会打扰别人。在分娩时刻最重要的是，你要找到最有效的方式来协调你正在分娩中的身体。很多女性发现，听音乐是非常有效的。在分娩的时候，一段你熟悉的、轻快、振奋的音乐可以帮助你摆脱宫缩带来的不适感。

找到令你信任的导乐使用对你有效的减痛技术在分娩过程中支持你。每一位导乐都会有自己擅长的陪产方式，她们也会持续学习各式各样先进的助产技术来帮助更多的产妇有更好的分娩体验。无论是音乐减痛分娩还是催眠分娩都是不错的选择。有丰富临床经验的导乐师会通过这些技术有效地帮助你处理分娩中的疼痛，不仅能够有效避免分娩期间的并发症，还能减少产后抑郁的发生。

围产期心理关键词：分娩恐惧

简单地说，分娩恐惧（fear of childbirth）是指孕产期焦虑所致的身心失调的孕产妇对分娩的预期或是在分娩过程中，面对困难与未知的超过自我主观应对能力时所经历的一种情绪体验。这种身心失调的状态可能是失眠、躯体不适、注意力不集中，严重时会回避任何与分娩有关的事情，如谈论分娩、观看有关分娩的节目，甚至是拒绝怀孕。

在 2015 年一项针对北京地区的 200 名孕妇进行的主题调查中发现，

分娩恐惧发生率为 10.5%。同时在其他研究中发现，分娩恐惧高发于孕晚期，这可能与孕妇开始考虑分娩相关事宜有关。

基于不同维度的研究发现，分娩恐惧可以表现为不同的类型：80% 的孕妇有轻微的担忧，20% 的孕妇会以更高的强度感受更具体的担忧。在一项来自欧洲六个国家的研究中，12.3% 的孕妇有分娩恐惧。值得关注的是，分娩恐惧不仅仅会出现在怀孕女性之中，没有怀孕的女性分娩恐惧的发生率为 25.9%。总之，无论是怀孕还是非怀孕的女性都会存在不同程度的分娩恐惧。

分娩恐惧对分娩过程、分娩结局、产后身心健康存在诸多不良影响。存在严重分娩恐惧的孕妇易出现妊娠期高血压、子痫、早产等异常妊娠状况。分娩恐惧可延长产程，增强宫缩疼痛感，增加药物镇痛需求，易导致难产，提高剖宫产率。严重的分娩恐惧甚至会增加产后抑郁、创伤后压力综合征的发病风险，影响母乳喂养，不利于建立产后亲子关系及维系家庭关系。

分娩恐惧症通常分为原发性和继发性。原发性恐惧症是因为这种对分娩的恐惧是长期存在的，往往是自童年起就有的，可能始于青春期或成年早期，先于第一次怀孕时。继发性恐惧症通常在分娩后发生。一般来说，这是由创伤性分娩的经历所致，也可能发生在正常的分娩、流产、死胎出生或流产后。

尽管怀孕是一个自然的过程，但在女性的生命周期中，对身体和精神感到焦虑并不罕见。而"恐惧"作为人类一种正常的、生理上的反应和能力，对个人的保护也是必要的。费舍（Fisher）认为，面对分娩，我们经历某种程度的担忧或焦虑可能是"健康的"，因为它可以帮助女性为分娩做好准备。

3. 为自己赋权，体面地分娩由你做主

"很快就要分娩了，不知道你打算如何生呢？"这是我在课程中或咨询中问过无数次，看似简单但又有重要意义的问题。

获得反馈最多的一类答案是："医生定就好了啊""我也不知道，还没想好""到时候听助产士的吧""我妈建议我……""我老公说……""我听说……"

对于分娩这件事情，你自己的想法是什么呢？

为了确认或排查围产期抑郁症的高风险因素，在与准妈妈交流的过程中，我必须做的一件事情就是检查她对分娩的态度和相关准备，还会特别与她探索在分娩方式上的准备，可支持的资源和可接受的护理等一系列相关内容。这是对她的分娩预期进行管理的重要环节。

分娩，对母亲而言是一位女性生命中的某一天，也是男性成为父亲的重要时刻；换成胎儿的视角，它不仅是一个人生命的重要里程碑，也在一定程度上决定了未来这个生命持续发展的健康趋势；从产前和围产期心理学的角度，还可以说，分娩过程也参与并塑造了母婴关系的身心模式。

我与父母在一起的时候，每次听他们说我出生和小时候的故事时，要么安静地享受我被讲述的过程，要么会在他们的描述里不断地探索那些关于我来到这个世界的所有细节。

　　无论是年轻的妈妈还是年长的妈妈，当她回想自己曾经的分娩时，却往往会是另一个场景。尽管那几个小时是在二三十年之前发生，她依然还会记得她所经历的每一个场景。她记得住自己在生孩子前吃了什么，是什么样的身体和精神状态；她记得住伴侣或助产士当时为她做了一件什么事或说了一句什么话；她也记得住第一次看到孩子的时候是什么感觉，闻到了什么味道，现场是什么光线……所有消极和积极的、幸福和恐惧的、舒适和不适的感受与细节的描述，听起来就像发生在昨天。

　　当我安静地倾听那些在分娩中经历了痛苦体验的母亲们的回忆，看她们大颗大颗泪珠的滚落，听她们在安全的状态中把记忆深处那些令自己感觉失控、痛苦和被忽略的分娩感受说出来，了解发生了什么，陪伴她们长舒一口气、舒展眉心的时候，真是很庆幸自己能够有这样一种角色，被深刻信任也在见证治愈。

　　我们并不能完全重新修复一位女性在分娩过程中所经历的痛苦、不合理的信念，甚至是一些不现实的期望。但在分娩之前，我们有充分的时间，为自己即将到来的分娩尽可能周全和详细地计划，这不仅能让自己获得自主性和控制感，也非常有益于新生儿的健康。

　　诸多进入孕晚期的妈妈们都有过假性宫缩的体验。是的，子宫作为身体的一个器官都懂得要在分娩之前来确认功能，做正式工作前的热身，作为它的拥有者和管理者，即将要分娩的妈妈们又会为自己做什么样的准备呢？本章的练习 7 提供了一个制订分娩计划的内容参考模板，你可以先与伴侣共同讨论，再与你的产科医生、助产士、导乐进行交流。

　　制订充分的分娩计划，但也做好突发状况的心理准备。

　　有人认为，分娩计划是写给护理人员的。因此，当一位母亲看到自己打印出来的那些写满了对分娩的期待的计划书落在地上被无情忽略的时候，内心会升起痛苦的甚至不被尊重的感受。

对此，我在与妈妈们交流的过程中，会更强调制订分娩计划的过程——这是一个为自己和孩子美好见面的计划，不仅是为自己写也是为孩子写。在通过收集信息、整理思路、讨论利弊的过程中，我们如实面对了自己对分娩的理解、对分娩的期待，澄清了很多在分娩细节上的不确定；无论是对医疗护理者还是伴侣，我们都有机会表达自己的恐惧和担忧。最终我们将基于自己的身体情况、胎儿的状态、所在医疗环境的优势与局限以及护理人员的支持资源和能力，找到最为合适你与宝宝见面的方式。

所以，作为母亲，你正在通过制订一个分娩计划而帮助和确保自己以积极的状态参与你们共同的分娩事件中，通过仔细考虑你所有的想法和期待，并与你的助产士、导乐以及伴侣讨论。充分地表达不仅让你在意识上和精神上进入充分的准备，还可以让你建立信任的纽带，向内是你与胎儿的相双奔赴，向外是获得一个可控制有支持的更舒适的分娩。合作是分娩计划的一个重要特征。通过与你的伴侣和所有的陪产人员一起制定细节，能够在很大程度上缓解你关于分娩的焦虑。

说到这里，让我想起女性主义疗法中强调的一个主张就是：我们每个人都需要发展出一种正视自己权利的能力。对处于分娩阶段的女性而言，

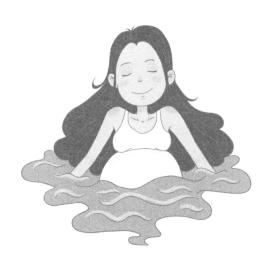

我认为这尤其重要。毕竟，分娩是我们与"身体"共同工作的时刻，作为身体的一部分，我们需要在感受它和理解它的基础上，表达它以及选择适合它的方式——这是你在为自己的感受以及为自己的身体行使最为合理的权利。

只有我们确认自己的权利

时，才有力量接受他人对我们计划的反馈，无论是接受、反对还是置疑。当然，是否认同你的计划也是他人的权利。特别是一些有特殊情况的准妈妈，在分娩前专业的医疗团队通常能够为你提供基于你个人情况的建议，或者分享给你其他一些有类似情况的产妇的应对经验。总而言之，想明白对你来说重要的问题，然后尽可能多地找出可行之道，就是分娩计划的重中之重。

不经过思考的分娩计划是没有意义的。

作为一个听过很多分娩经历的围产期心理咨询师，这个话题也勾起了我的一段深刻的回忆。

Z 作为一位被贴上"高龄"标签的孕妇，在 39 岁怀孕也是依从自己和伴侣深思熟虑后的生育计划进行的。颇有戏剧性的是，她是一位医疗行业的工作者。她勇敢地面对了年龄的挑战，同时她也深知自然分娩对于母亲和胎儿的积极意义与价值。

所以，整个孕期在保证安全的情况下她进行积极的产前运动，无论是从精神还是身体状态都能看出来，她是一个孕期运动绝对的受益者。而面对分娩这个重要环节，她就分娩医院以及产科医生甚至是助产士的选择也做了充分的资源准备和前期交流。我们都信心满满地等待迎接那一个喜悦的时刻。

然而，在第二产程中，胎儿的娩出过程出现了意外的困难。助产士发现她盆骨内部的某一处突起似乎有些不同，因此导致胎儿无法顺利下行，反复尝试几次都不行……"我当机立断，赶紧做手术准备吧，该怎么配合就怎么配合。我知道我要的是母子平安，其他的都是次要的。"她说。

总体而言，Z 对自己的分娩是满意的。她在分娩中得到了医疗人员及时的反馈，能够自己决策并最终因为足够的信任所以良好地应对了突发事件。产床上等待决定的那段时间，不仅考验现场反应力，正确的决策常常有赖于在事前深思熟虑的过程。

Z 的经历也让我们看到了分娩的本质——并不是所有的分娩都顺利，也并不是所有的分娩计划都会如期实现。在分娩创伤的研究中发现"紧急剖宫产"是导致产妇经历分娩创伤的重要事件。但如果产妇本人能够镇定应对某些不可预知的突发情况，而不被意外"压倒"，那么，这可能是一次了不起的体验与成就。

在每个决定前充分了解相关的信息，是比选择更重要的智慧。对于每一位准备分娩的女性而言，没有绝对好的分娩方式，只有更适合她的分娩方式。如今应用于分娩过程中也有不同的干预技术，除保证母婴生命安全外，还需要考虑的是每一种干预存在的风险和收益，以及干预的效果和母亲分娩的体验。由于一种干预常常会引发另一种干预，因此也需要考虑为正在分娩的母亲提供一个更合适她个人情况的方案。

如今，常常听到的是"以产妇为中心"的分娩护理主张。听起来非常人性化令人向往，其实却非常依赖产妇对自己即将经历的分娩、不同的分娩方式会导致母亲和婴儿双方什么样的结果等信息细节保持高度的关注，否则，很难实现充分知情权下的自主决策权——一部分年轻准妈妈似乎对自己要经历什么并不太感兴趣。

之所以这么讲，是因为在临床咨询中发现，当我试图了解这些准妈妈是否知晓自己所选择的分娩方式存在的积极和消极因素时，她们大多数人都是很尴尬地笑着摇摇头说"没有"，要么就是说孕妇学校的课程或是某某医生建议说这种方式好，所以我就选择了这个方式……当然，有很多一线的孕校老师也一定与我有同样的经历，会遇到那种会买专业助产图书学习并在课程中与你讨论细节的准妈妈。与她们相遇的时候，让我觉得：

若能对自己的一切都保持好奇，也是爱自己的一种表达。

围产期心理关键词：分娩计划

分娩计划（birth plan）最早是由分娩教育工作者使用的一份正式的以书面形式体现的分娩过程计划表，以帮助妇女避免过度的分娩干预措施。对于主动参与自己分娩的女性，她们会参加正规的分娩教育课程，学习分娩知识，练习应对分娩疼痛的策略，从而避免其他干预。制订书面的分娩计划是一种通过具体方式持续鼓励女性思考什么对她们来说很重要，澄清不合适的想象和期望，与其沟通制订一个现实可实施的分娩护理计划，并最终做出不合适的明智的决定。

据资料显示，如今在欧美国家分娩计划和分娩教育一样，基本被制度化了。有制订好的分娩计划模板，这些计划通常侧重于产妇需要避免不必要的干预，她们希望自然分娩，以及明确对婴儿出生时具体措施的诉求。分娩计划在提升分娩满意度方面发挥着显著的作用。不满意的分娩会导致可以感知到的分娩创伤，通常以愤怒、焦虑和抑郁的形式表现出来，许多母亲说她们很难与婴儿亲近。

有研究者发现，制订分娩计划时，如果缺乏讨论，护理人员过于独裁，家长式的沟通都不利于建立信任、设定目标和做出决策。这会让女性感到无能为力。琼斯（Jones）等人提出警告：这样的分娩计划非但不能改善关系，反而会激怒工作人员，从而对产科产生不利影响。因此，分娩计划需要促进四个因素共同起效以确保分娩满意度：个人期望、护理人员的支持、护理人员与患者关系的质量以及参与决策的程度。

在一系列针对分娩计划和分娩满意度之间关系的研究中发现：有分娩计划的妇女经历了较少的干预，遵循分娩计划的妇女有较高的分娩满意度、较少的干预以及较低地感知到分娩创伤；有分娩计划并遵循它，可以让母亲对自己的决定感到自信，并有能力坚持下去。当没有与妇女讨论就改变分娩计划时，她分娩的创伤感就越强。如果一个妇女的分娩计划被忽视，她就很难对自己的分娩经历感到满意。

在贝格尔（Berger）等人的研究中发现，即使产妇的分娩计划被改变，她们因此也经历了更多的干预，她们仍然对自己的分娩经历很满意。这也强调了服务提供者在进行任何可能的干预之前与产妇协商的重要性，确保产妇对改变她的分娩计划没有不适。

降低创伤性分娩的关键保护因素包括一个受尊重的分娩计划、护理的连续性。设计属于自己的分娩计划是帮助女性实现个人以及生育目标的重要工具。待产女性可以努力通过设计分娩计划来塑造一种令自己满意的生育体验。只有女性自己知道什么令她们在分娩中能够感到安全、安慰和支持。

4. 分娩时宝宝会记住什么

看到这个标题，是否会让你感到诧异，应该是生孩子的人才能够刻骨铭心地记住分娩体验吧，胎儿能记住什么呢？过去大部分人都认为胎儿是一个什么都不知道的小朋友，然而，越来越多的学者和研究机构在对生命早期的智慧进行探索后充分证明，胎儿不仅可以记住他们出生时的体验，甚至会记住他们在子宫生活的体验。

2018 年，我有幸与日本的池川明博士参加在由北京协和医院主办的国际胎教研讨会，共同分享关于胎教的课题、临床经验与案例。池川明博士是系统研究"胎内记忆"的国际学者，在他跟踪的上万例研究中发现，20%~30% 的小朋友都能够有明确的胎内记忆。这些研究不仅会让科学和医学界的人重新看待子宫内的胎儿，同时令全世界的妈妈备受感动，在她们听到孩子与自己诉说出生前的那些事情时，有的妈妈会热泪盈眶，而有的妈妈则会遗憾，早知道这样，应该给肚子里的宝贝更多美好的记忆……而这也是我的专业使命，让更多的妈妈知道胎儿的超级智慧，这样在孕育宝贝的时候就可做更多美好有趣的事情，让胎宝贝带着更多积极的记忆来到这个世界上。

人类降生于这个世界的重要环节就是分娩，接下来就要详细说一说分娩过程中的事情，我们的孩子是否也会记得分娩，以及这些小家伙们会记得什么呢？

产前和围产期心理健康领域中有一位重要的学者阿瑟·贾诺夫（Author Janov），他研究产前创伤对成年人的身心影响和与各类行为问题的关系。在他的著作《印记：分娩经历的终生影响》第一章中，用胎儿的视角描述了出生过程中的细节体验：被巨大的宫缩挤压数小时，被一根不易弯曲的管道（产道）阻塞，或被护士的手推回，因过量的麻醉剂窒息；被医生用金属镊子夹在头上毫不客气地拽出来，然后放在一间冰冷的房间里，被陌生人狠狠地打一巴掌，把他从唯一认识的人（母亲）身边带走……

这段描述想必会让你感觉不舒服。的确，我第一次看到的时候跟你感受一样。之后再反复读的时候，又会有一种惊诧，如果一位医者能够如此细致地站在一个胎儿的视角去感受他们所经历的事情是否舒适或是痛苦的话，那他会怎样做？再往下看，我读到了他的医者仁心，他说了一句话特别能打动我："我相信，一个体面的分娩至少是养育孩子的一半。"

贾诺夫不仅站在养育者和照护者的角度看到了良好分娩的意义，同时站在了一个精神科医生的视角说："我不是主张要培养大量的心理治疗师，而是应当利用已有的妇科、产科和儿科医生来改变对分娩的态度、方法和程序。这些变化带来的巨大影响可能和分娩本身一样重要。因为这将大大减少我们现在面临的一系列心理健康问题：学习障碍、心身疾病、恐惧症、强迫症。"

贾诺夫基于他 30 余年的临床研究，通过大量个案治疗的细节回溯，找出的规律就是：女性在孕期经历的多种外部压力源、不同的分娩方式、分娩过程中不同的操作干预，都会以不同的方式将"疼痛"向胎儿传递，之后又会对胎儿和婴儿在神经系统和行为上产生短期和长期作用——这就是出生后和成年后各类身心疾病以及自我伤害甚至成瘾行为的发生机制。因此，了解在分娩过程中到底发生了哪些我们看不到和不知道的事情就更重要了。

人类的分娩过程本身在设计上是高度复杂的。在西方的循证医学模式中，我们已经习惯将这个过程解释为一种机械化、流程化的过程，核心目的就是将婴儿顺利带出子宫世界。这个目标没错，但因为过程被过于简化导致我们忽略了人体在分娩过程中互动的精密程度。分娩时，母亲和即将分娩的胎儿双方身体的许多系统都被激活，包括免疫、内分泌、消化和呼吸系统，这对他短期和长期的健康有重大影响。其中也有许多要素被忽视或被误解，其中最主要的要素包括胎儿在产道时会发生什么以及脐带的作用。

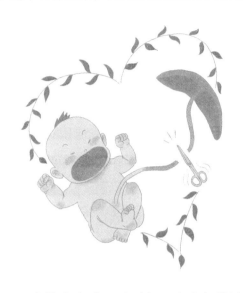

·产道：在正常的自然分娩中，身体会启动一系列行云流水般的运作。见红和破水是一个重要信号，然后子宫开始运作，收缩频率从不规律到规律，力度从弱到强，从长时间的间歇到越来越频繁，此阶段的胎儿开始与妈妈的子宫进行热身运动相互适应，胎儿的皮肤逐渐对子宫收缩过程中产生的痛觉感承受力变强。在娩出产道的过程中，身体的皮肤会受到宫缩的按摩，这种按摩可以是一种推动力，帮助胎儿进入这个世界的同时形成一种巨大的刺激，作用于皮肤表面和内脏器官以激活免疫系统。

当婴儿娩出产道时，他会从母亲那里获取所需的天然消化酶。这些消化酶会进入新生儿的消化道。遗憾的是，剖宫产的婴儿无法获得这些酶，同时，剖宫产的婴儿身体也没有得到充分的挤压，特别是肺部没有被刺激，这就是大多数剖宫产的宝宝一开始就有呼吸困难的原因，因为他们没有那种温柔的按摩体验，同时无法从中受益。

必须承认在特殊情况下，剖宫产对于保护母亲和婴儿的生命至关重要。这也是我们提倡为自己的分娩做计划的原因之一，充分了解自己和胎儿的状态以及可能存在的一些影响，以母亲和孩子的健康最大化为目标，最终做出更合适的选择，并在产后及时地做出补偿性的干预。

·脐带：很多宝宝回忆起自己在妈妈子宫里的生活，脐带要么是"一根有水的管子"，要么是"一根可以玩的绳子"，它的确是母亲和胎儿之间非常重要的生命线。大多数人认为，脐带的作用只是为子宫里的胎儿提供氧气、血液和营养。其实，它还发挥着比我们想象的更重要的作用。在出生前，胎儿的肺是扁平的并且没有空气；婴儿出生后，鼻腔进入空气，迅速启动第一次呼吸，肺部会进入空气，所有支持肺部的毛细血管都开始渐次充盈血液。在这段过渡的时间里，婴儿仍然通过脐带获得重要的氧气。

在理想情况下，脐带需要在出生后保持 20 分钟左右的连接，直到肺部被完全激活。在这段时间里，脐带会有搏动，新生儿会因此获得额外30% 的血液供应。当胎儿还在子宫里的时候，他们并不需要这额外 30%的血液供应，但是当他们进入新世界的时候就需要了，通过脐带进入血液提供更多一些的氧气。一旦新生儿出生后因为喉咙里有黏液而呼吸困难，那么脐带就能确保他仍然在接受氧气。对于一个首次使用肺呼吸的小生命而言，这是为了给他最好的生存体验，他拥有了一个安全的过渡——从血氧系统逐渐切换到气氧系统。

戴维·张伯伦（Davide Chamberlain）是产前和围产期心理协会的学术创始人，作为一名医生他曾在一段采访中也从一个新生儿的视角，谈起了出生后的小婴儿被提着双脚吊起来拍屁股的场景。尽管我们知道这种行为的初衷是在帮助刚出生的小朋友锻炼他的肺，我们绝不想否定这个善意，下文也仅是基于新生儿是一个有意识的、有感觉的生命体，以一种换位思考的方式让我们以成人思维感受那种体验。

> 你刚刚过渡到一个全新的世界，突然间被倒吊着，被拍打。你听到巨大的噪声，有时是大喊大叫，有明亮的灯光，你的身体被移动，被粗暴地对待，被你从未经历过的方式抱着。你会经历注射时的疼痛，一根管子被强行插入你的喉咙，吸出液体。洗你的水不适合你的体温，也不是令你舒适的子宫的温度……

这里我突然想起一部德国电影叫《24周》，其中有一段是在医院分娩室里，医护人员说之所以环境的灯光是昏暗的，是因为新生儿刚出生的时候他们的眼睛能够更好地适应这个光线……瞬间感到好温暖。

研究了 30 余年分娩创伤的威廉·爱默生（William Emerson）医生，在 1995 年的研究里提到美国 95% 的分娩都可以归类为创伤性的，其中 50% 被评为中度创伤，45% 被评为重度创伤，他认为这最终意味着大量的婴儿是以经历受创伤的体验来到了这个世界。在爱默生看来，婴儿有许多被父母和医生认为是正常的症状，但实际上是潜在的分娩创伤的症状（分娩创伤的主要类型是麻醉、产钳取出、剖宫产、长时间的分娩和缺氧等），并且可以在婴儿的哭闹时长中做出一个初步的判断：没有受过围产期创伤的婴儿每天平均哭 20 分钟，他们大部分的哭闹是用来传达需求和不适的；受过创伤的婴儿每天平均哭 2 个小时；经历休克的婴儿每天会哭 4~6 个小时。

用爱默生的话来简单解释：创伤是指较小程度的伤害，休克是指极端程度的伤害。由于经历过于痛苦而无法应对，并对受害者的生理和心理产生强烈的影响。所以，对于胎儿和婴儿来说，由于神经系统和心理防御系统都未全面发展和成熟，因此在出生前后都极其脆弱，外部强烈的刺激极易导致休克。而婴儿哭泣的重要功能，是要释放他们在产前和围产期经历的创伤性事件的痛苦体验。来自父母和照护者的抑制会令婴儿失去从创伤中修复的机会和能力。对于婴儿经历的六类压力和创伤源，爱默生也进行了具体的诠释。

第一类：产前和分娩的经历。基辛格（Kitzinger）在研究中发现，孕期母亲的压力水平与婴儿出生后哭闹的次数有关。在一项调查中，近一半哭得很厉害婴儿的母亲表示，她们在怀孕期间一直承受着相当大的压力。这些压力包括生活贫困，经常与配偶争吵，照顾病危的父母，被迫堕胎，要将婴儿交给他人领养，或过度担心婴儿；婴儿哭得最多的母亲更有可能进行过产科干预或在分娩时感到无力。而在较少哭闹的婴儿中，没有一位母亲报告孕期有异常压力。另外，分娩本身对婴儿来讲亦是一种有挑战的经历，疼痛、窒息、麻醉以及与母亲分离等令婴儿的身心处于持续紧张状态，进一步导致生理问题，如睡眠障碍或消化迟缓。

第二类：未满足的需要，特别是被触摸和抱着的需要。人类发展的过程中有一些关键时期，在此期间必须满足某些需求才能实现其最佳发展。出生后的前九个月是需要抚摩和拥抱的关键时期。在极端情况下，婴儿期缺乏足够的身体亲密接触会导致较高的死亡率、智力迟钝和暴力倾向。国际母乳哺育行动联盟（WABA）认为：对新生儿来讲，出生后第一时间与母亲的肌肤接触可以拯救 100 万个新生儿远离死亡。

第三类：过度的刺激信息。新生儿出生时神经系统尚未成熟，因此新的生活环境中的各种刺激比如房间里嘈杂的声音、光线、味道等，都会导致他们无法更快整合到自己正在发育的大脑的认知结构中，早产儿尤其如此。布雷泽尔顿（Brazelton）观察到，在婴儿积极努力保持警觉和反应时，往往会出现情绪变化，他提出，"这段警惕的时期具有积极作用……

可以被视为一个释放过度刺激和重新组织以达到内环境平衡的阶段"。他还做了一个有趣的观察，即婴儿在哭了一段时间后，往往睡得更沉。除帮助婴儿缓解紧张外，过度刺激后的哭泣也可能是一种婴儿保护自己免受进一步刺激的机制。

第四类：发展和成长的挫折。小宝贝们会因为无助和缺乏能力而经历发展的挫折，这是他们从小到大成长的一部分。根据斯皮茨（Spitz）的说法，"挫折是发展中必然存在的"。因此，一个 3 个月大的孩子在试图抓住一个物体时可能会感到沮丧，而一个 6 个月大的孩子在试图爬行时可能会感到沮丧。因此，这样的日常挫折感日积月累，小婴儿也会选择在周期性的大哭中释放出来。

第五类：身体感受的疼痛。出生后的小婴儿会出现皮疹、出牙疼痛、中耳感染，伴随着他们的活动还会出现轻微擦伤。腹痛（肠绞痛）已经成为婴儿表达疼痛存在的方式，这与婴儿的情绪和母亲的情绪状态也相关甚密。医疗护理有其必要性，同时需要辅之以更温和的家庭情感支持，因此，父母们要做的就是接受婴儿的哭泣。

第六类：出生后的可怕经历。出生后的新生儿还没有充分适应外界环境，因此很容易被突然的动作或噪声吓到，比如父母的吵架、大喊大叫、粗暴对待、没有情感响应。另外，婴儿也可能受到父母的疾病、压力、焦虑、愤怒或抑郁的影响，这一系列的状态都会在父母不爱孩子、没有耐心的行为以及父母双方不一致的照顾之中表现出来。

在这个领域学习得越多，实践得越多，就越能感觉到我们作为一个生命能活到这个岁数并正常地生活与工作是极不容易的；更看到了做父母的不易，层出不穷的新知识对这个时代的父母要求和标准越来越高。对此，我想表达的是，在内心我绝不想成为在你孕产育生活中的焦虑贩卖者，只期待将一些新的知识分享给你，能够为你在孕产阶段的每一个选择提供新的视角和可能性，同时期待你能就此开始真正地接受自己养育的不完美，这意味着你也可以和孩子一起接受世界的不完美。

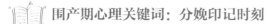 **围产期心理关键词：分娩印记时刻**

印记，本是生物学中的名词。通俗地讲就是指来自父系和母系的基因通过精子和卵子结合而产生的一种基因的改变。作为表观遗传学调控的经典生物学事件之一，印记在调控胚胎发育、新陈代谢、疾病发生与精神异常等方面起着至关重要的作用。而在怀孕和分娩过程中的印记效应（imprinting）也尤其引发学者们的关注。

作为动物习性学这一学科的创立者，康拉德·洛伦茨（Konrad Lorenz）在1937年发表的《鸟类世界的伙伴》一书中首次报告他所发现的雏鸭印记现象，是指某些动物在初生的期间对环境刺激所表现的一种原始而快速的学习方式。而他这一理论的提出也深刻地影响了约翰·鲍尔比（John Bowlby）之后的"依恋"研究及其概念的形成。

1983年，阿瑟·贾诺夫（Author Janov）作为产前和围产期心理健康领域中重要的一位学者也在他的书中提出了分娩方式的印记。让我们了解在胎儿和新生儿的神经系统发育过程中，会因为子宫内和出生前后发生的创伤性体验形成印记效应，无论是心理性疼痛还是生理性疼痛，都会基于时间、长度和数量的不同，印记于血管、肌肉、神经细胞和激素中。这些印记会在正在发育的神经系统上产生深刻的影响，会在出生后和成年后形成各类身心疾病、自我伤害和成瘾行为。他的学术观点及研究对之后产前和围产期心理学领域的其他学者有着深远的影响。

分娩后的短暂阶段还有另一个称谓：印记时刻（imprinting moment），也是在强调印记的重要性。研究者维尔多特（Verdult）将其视为一个神奇的时刻，他认为让刚刚娩出的新生儿在母亲的肚子上待20分钟，等到脐带停止跳动，这样新生儿就可以通过恢复他的生理平衡来休息，并与母亲进行眼神交流。当婴儿找到母亲的乳房并能看着她的眼睛时，他就能找到安慰和归属感。但如果母亲的眼睛里没有他或是拒绝，将会导致这个新生儿痛苦和被孤立。

印记效应除在胎儿和新生儿身上有明确的体现，在绵羊实验中也看到深远的影响：如果母羊在分娩后开始与小羊分离并持续 4 小时，一半的母羊将不会照顾自己的小羊。相反，如果母羊在分娩后 2~4 天开始与小羊分离 24 小时，之后所有的母羊都会再次接受自己的小羊。克雷比尔（Krehbiel）等人证明当母羊在硬膜外麻醉下分娩时，它们不会照顾小羊。

这些研究带来的重要警示是——分娩之后的母亲也面临着适应的关键期，在产后大量分泌的催产素和内啡肽的涌动下，她们需要与孩子在一起，通过皮肤接触、凝视或者母乳进行爱的互动，如果在这个关键时刻无法让她激活"母亲行为"的按钮，生物学机制会阻止"母亲行为"的发生。简言之，母亲爱与不爱的能力在主观上只是一部分的动因，还有一部分是体内的母爱激素在主导。

5. 陪产需谨慎：可能导致伴侣性创伤

一位网友说："很多医院不建议丈夫去陪产，有些人甚至会留下心理阴影，为了那么一小会儿的感动影响后半辈子不值得。"看得出这位留言的网友是在理性思考之后得出的权宜之策。反正我个人是非常支持在陪产一事上的理性面对。在日常工作中，面对准备分娩的家庭们，我会不厌其烦地反复提示，陪产的情绪价值固然重要，前提是知道背后隐藏的健康风险再最终决定。搞不好把自己的"性福"和婚姻都搭进去，实在得不偿失。

1996 年，世界卫生组织指出：伴侣陪伴分娩是生产时鼓励使用的措施。之所以有这样全球性的建议，是因为伴侣陪产的确有其明确的积极意义和价值，比如男性参与分娩过程除对亲子、夫妻关系起到正向作用外，更对父亲这一角色的确立有促进作用，陪产过程在一定程度上满足准父亲的心理需求。当他陪伴在产妇身旁通过肢体接触，如亲吻、握住妻子的手、按摩其腰骶处及背部、为她擦汗和言语慰藉，能够使配偶平静下来……这些都是顺利分娩所需要的重要精神因素。

这个主张的提出，火速推高了欧美发达国家的陪产率并使之一度高达 86%~96%；在国内也有调查显示，68% 的产妇希望丈夫陪产。不难看出，陪产是现代分娩演变过程中体现出的重要一环，通过亲人的陪伴让产妇减轻心理压力和身体痛楚，从而达到顺利分娩的目的，因此，国内也有大量的医院提供陪产服务。也正是这一阶段性突然流行的新兴生育体验，开始令不少孕期家庭在"陪产"这件事情上出现了冲突。

很多准妈妈会用陪产这件事情作为"爱的试金石"，所以会对伴侣说："我辛苦十月孕育我们的宝贝，你连陪我迎接宝贝都不乐意，你不陪就等于不爱我呗。"也有的准妈妈要和有此经历的闺密保持一致，她有我也要有；还有的准妈妈追求伴侣的深度共情，认为"只有体验和经历了，才能在真正意义上理解我的感受，体验才是真实的理解，语言都是肤浅的解释"……总之，过去十多年陪伴围产期家庭的过程中，我不仅看到夫妻之间就"你如果不陪产就是不爱我"争执得面红耳赤；也会看到男性主动要通过陪产来向伴侣和孩子表达爱意，但却被妻子坚决拒绝的尴尬。

在咨询中发现，对一部分准爸爸而言，"陪产"这个词让他第一时间联想到的是"去看血淋淋的场面，我会有心理阴影，打死我也不能去"。被丈夫果断拒绝的准妈妈们都倍感难过，感情的小船说翻就翻。但作为心理工作者我看到的是，能勇敢说出自己怕什么的男性也真是了不起，因为这是一种良好的自我保护的能力，当我们内心恐惧还要强迫自己去面对时，这相当于另一种形式的"自我虐待"，结果也会形成不同程度的心理创伤。所以，从21世纪初开始就有越来越多的研究结论都指向——不是所有的男性都适合陪产，男性也有分娩恐惧，也可能在妻子分娩过程中经历分娩创伤。

当然，作为科普工作者，我同时想要澄清的是，其实准爸爸们也可能真的把"陪产"想得过于复杂了。真正的陪产，重在"陪伴"二字，是让丈夫在妻子待产时刻，在一个陌生的环境里陪伴她，给她力量和安慰；给她在需要的时候擦汗、喝水补充体力；与她一起念口令调整呼吸方法，帮助她缓解疼痛、稳定情绪……绝对不会要求丈夫站在助产士的位置，去看妻子怎么生孩子。丈夫只需要在妻子的头侧与她在一起，陪她有信心面对和完成分娩。条件允许的话，还可以为宝宝剪断脐带拍下珍贵瞬间。总之，陪产不是观摩分娩。

尽管我们澄清了陪产的内容，也需要正视男性对于分娩这件事情本能的恐惧，这种情感体验被称为"分娩恐惧"。研究发现不仅女性会存在分娩恐惧，准爸爸群体的分娩恐惧发生率也在 10.9%~13.6%，尤其是初产妇女的丈夫更易对分娩产生高度的恐惧。这种恐惧还有一种情况是在陪产过程中遭遇不良的体验，比如与医护人员冲突，临时突发状况的慌乱应对……这一系列看起来偶发的事件，如果能提前做一些知识储备，大部分都是可以理性解决和规避的。因此，我最终的建议是每一对夫妻在讨论这个重要的事件时，能够提前做一些讨论和思考，一起来面对分娩陪产这件事情。

看过一个来自海外的视频，一位陪产的爸爸在为自己分娩的妻子做分娩视频记录，只见这个镜头从妈妈的脸上飘到了天花板上，然后咣当一声，镜头砸到了地面……你想到了吧，这位爸爸在陪产过程中晕了过去。除此之外，还有的陪产爸爸会在陪产的过程中呕吐、发抖甚至抽搐，这可能被很多人甚至当事人自己当笑话讲，但从专业角度来看，这都是一种在无法面对内心恐惧的时候，出现的创伤性的躯体反应。还有一种可能是因为他在童年、青少年时期或成年早期曾经有过一些类似的失去亲人或朋友的痛苦经历，在陪产环境里被某些相同的声音、语言、气味、场景或物件再次激活。

在针对男性分娩创伤的系列研究中指出，产妇在产程中的表现往往影响伴侣的体验，比如当产妇在分娩过程中痛感越发明显的时候，准爸爸不知道要做些什么或如何去帮助她缓解产痛时，会令他觉得在某种程度上辜负了自己的妻子，从而产生内疚感和羞耻感……这些内心巨大的情感冲突会增加陪产父亲的压力，特别是一些准爸爸如果目睹产妇在分娩过程中经历大出血或危急的医疗抢救时，更会导致他被无情地卷入创伤性的感受之中。这些父亲们描述说在性活动时，自己在心理和生理上都有强烈的痛苦，因为这引发了他们对分娩的负面回忆。他们也认为这一系列的创伤性感受在没有被治愈和被解决的情况下，会间接影响和潜在破坏夫妻双方在未来的婚姻关系和性生活的质量。

所以，带着这么多的发现，分娩领域的学者给我们提出了更多的参考建议。米歇尔·奥登就提出影响准爸爸陪产体验的因素除主观的陪产意愿外，还需要更多硬核的支持力：比如男性更成熟的年龄、更稳定的性格特质、高质量的产前学习，除此之外，助产士的配合能力以及产妇在产程的控制力也很重要。如果只是"为了陪产而陪产"，非但无法成为夫妻关系的促进剂，反而可能让自己身陷危机。因此在分娩前对有陪产意愿的家庭，找到专业人士做一次以"伴侣陪产"为主题的支持性谈话或评估就变得尤为重要。

回到本节开始那位网友的理性分析，我想说的是：生命的感动时刻无处不在，但未必一定要以另一个生命的痛苦为代价响应不一定合理的需求。成熟的伴侣之爱，不会因为没有陪产而减少，但会因为理解伴侣的选择而变得深刻。

如果夫妻双方在充分考虑后决定陪产，那就一起享受这个重要的生命时刻。接下来就与你分享一些在待产时，能够帮助准妈妈的降低待产疼痛的陪产方法。

【方法一：在导乐师的陪伴下陪产】在男性陪产的主题访谈中有父亲表示，即使自己做好了充分的准备，但在分娩现场看到妻子痛苦或紧急的状态，仍然会让自己感觉非常糟糕，因为完全不知道如何应对。最好的方法是，夫妻双方可以在怀孕的最后几个月请一位导乐师，与她一起制订自己的生育计划，让她在分娩过程中持续帮助夫妻，各司其职——丈夫提供情绪价值，导乐提供助产技术。

【方法二：学习分娩呼吸技巧】这个方法自 20 世纪法国妇产科医生发明后，已经帮助全球许多的女性在分娩过程中有效减轻疼痛，且大幅提升了女性的分娩感受，获得了更好的分娩结局。在学习分娩呼吸法的过程中，准爸爸可以参与进来，成为自己妻子的训练师，在家里每天练习，当妻子躺在产床上时，准爸爸镇静的口令将成为最好的"止痛剂"。如果夫妻两人有一人"学业不精"，也只会达成完全相反的效果。

与众多坚持练习分娩呼吸法和保持运动的妈妈交流后发现，她们在整个待产过程中，鲜有哭闹和情绪失控的情况，因为她们通过分娩学习知道，情绪失控后会影响催产素的释放，导致宫缩受阻。她们积蓄体力进入第二产程后，会呼吸和用力，大部分都能在十多分钟结束，这也是"会用力、生产快"的最大原因。

【方法三：学习按摩方法为分娩减痛】"按摩"是一个神奇的工具。当我们的皮肤获得抚摩时，会迅速刺激皮下触觉感受器激发体内分泌出大量的内啡肽，这个被作为"人体内源性吗啡"的好东西，可以直接让我们感受"没有那么疼"。准妈妈在分娩过程中，背部以及腰骶部会有明显的痛感，如果此刻准爸爸在身边，通过用温热的手给予这些身体部位按摩和按压，将会达成深度舒缓，让准妈妈有更多的舒适感，精神和身体更放松，直接促进了宫颈口打开和产程加快。

当宫缩出现时，正确地帮助妻子进行背部按摩可以更为有效地减痛，在专业机构的孕期按摩课程里，会教给你专门手法。总之，如果每位爸爸在产前课堂上多解锁"陪产技能"，总是有机会用得上的。

【方法四：陪伴本身让痛就可以变不痛】神经学家对人类痛觉进行了深入研究后发现，"痛觉"除身体重要的触觉和防御能力外，也存在另一个重要的影响机制：痛感会因为主观恐惧而加重。也就是说，越怕痛的时候，"痛感"就会加重。现在常说的"白大褂效应"也跟这个有关，一看到医生就开始紧张，一紧张身体和肌肉都越发僵硬，本来没多痛，最后硬是自己把自己吓晕过去。

所以，研究社会性疼痛的心理学家娜奥米·艾森伯格提出：当女性被试承受疼痛刺激时，如果握着自己伴侣的手，她们痛苦的感觉就会减弱很多。所以，准爸爸们终于知道自己在这样一个重要的人生时刻陪伴妻子的意义了吧。

围产期心理关键词：准爸爸陪产

最早聚焦准爸爸陪产（men's attendance of birth）的研究要追溯到1929 年人类学家的研究，研究中着重分析了宗教在生产过程中给准爸爸带来的影响。在 20 世纪中期，一位美国产科医生罗伯特·布莱德利（Robert Bradley）发现父亲在场并在分娩过程中给予伴侣以赞扬、鼓励和承诺，会令产妇更加放松。他甚至认为，医生在这样和谐的分娩背景中就像"游泳池边的救生员"。但对于一些并没有做好准备的爸爸们这个结论可能就不适用。

挪威研究者斯卡瑞（Skari）等人针对 81 位健康婴儿的父亲展开研究，在产后 0~4 天、6 周和 6 个月完成了相关的问卷测试，其中 18% 的父亲出现了中度到重度的侵入性压力，两名父亲出现了重度的回避症状，3% 的父亲出现了重度焦虑症状。在新西兰 21 位父亲参加了一项由怀特（White）等人进行的分娩后创伤压力体验的现象学研究，从定性数据中呈现出关于男性陪产的四个描述。

（1）这个环节并不适合观看。

（2）会涉及"被接纳"的体验。

（3）这是一种性创伤。

（4）这是一次强烈的忍受。

父亲们描述说，他们在分娩过程中感到被排斥，感到他们没有被承认是家庭的重要组成部分。另外，他们还报告说，在性活动时自己在心理和生理上都有强烈的痛苦，因为这引发了对创伤性分娩的回忆。

在我国，由于陪伴分娩从1992年才开始并逐渐普及，绝大部分研究都聚焦于准爸爸的陪伴对产妇分娩体验的影响，聚焦于准爸爸陪产后的体验研究并不多。因此，如何为男性在陪产过程中提供个性化的支持需求，或以"家庭为中心"对分娩阶段的夫妻提供陪产服务，基于有效规避男性分娩创伤的前提进行相应的教育，形成与传统的分娩教育结合的一体化的孕期教育系统，也将成为专业支持者共同的目标。

6. 分娩后的失去，要如何面对悲伤

仅仅写下标题就会在心头掠过一丝淡淡的阴影。因为自己曾经真实经历过"出生即告别"的刹那，所以更会理解当巨大的丧失感降临时我们内心无法承受或是不知所措的慌乱：明明是母亲却又失去母亲的身份，确切地拥有过孩子却最终失去孩子。也正是因此，我想，作为一个围产期心理健康领域的科普工作者而言，更需要有提供真相的能力。

真相不是让我们远离幸福的阻碍，而是让我们回归平静的锚针。因此，我也将通过分享我的经历和走出悲伤的方式，给每一个可能经历悲伤的母亲提供一些参考。

在经历分娩又失去孩子的过程中通常会涉及两类不同的状态：一类是突发或意外地失去，一类是预期性丧失。这里有必要澄清一个医疗环节，孕 28 周以上进行的手术都称为引产，如无特殊原因，医生都会建议以阴道分娩方式娩出，因此这与小胎龄的流产手术在身体感受上是完全不同的。

预期性丧失的意思是，我们已经通过产前诊断技术提前知道了现实必须面对的结果。我自己是在孕 32 周产检时，B 超发现胎儿有问题，从三次复诊到最终确认入院一共进行了四轮讨论，到做手术时总共历时 4 天，也就是说在这 4 天中每时每刻我都是在走向失去的终点。我作为围产期心理咨询师曾陪伴过一位母亲，她在孕 28 周检查出胎儿异常并得到了"建议引产"的诊断，她与家人无法接受，在之后的一个月里走遍了全北京的各个医院后都无果，才最终接受了这个悲伤的结果。我们的经历都属于预期性丧失。

作为亲历者我的感受是，无论是突发性还是预期性，对于经历丧失的人而言，虽然在过程和个人感受上存在不同，但结果都是失去。

经历这一事件会给女性和家庭带来的尤其重要的深远影响就是：女性会更多面临抑郁或婚姻关系的紧张和破裂。在这个事件中，女性在身体和情感上经历了双重深刻的损失，她自己在过程中都很难面对时，就更难去关照和理解伴侣的感受。正因我们并不懂这个关系破裂的印记会如何发生以及修复，所以导致很多夫妻在经历这件事后就发生了不可挽回的情感破裂。

依然记得我在做手术的前一天，妹妹陪在我身边，本来安静坐着的我突然对身边的妹妹说："我想我可能要离婚吧。"她当时很震惊，问我发生了什么事，我说"不知道"。如果现在问我为什么会那么说，我能够想到的解释是，也许在潜意识里我就认为孩子是夫妻情感的结晶也是一个纽带，一旦孩子不在了，关系自然也会解体（也许，我对这段婚姻关系本就不看好，这个意外事件就成了催化剂）。所以，在这件事情结束之后小半年的时间里，我都处于一个不社交、不工作的状态，也曾站在十几层楼的天台上向下看，脑海中琢磨着"如果跳下去会怎样"的想法就如同楼下街道穿梭的车流，来来回回地荡来涌去……最后的结果是，虽然楼没跳但婚姻关系的确是解体了。

此刻，用心理咨询师的视角解释那时的自己，就是在经历丧失带来的一系列的负面反应：消极思维、社交隔离、自杀想法、婚姻关系破裂……

同时，作为围产期心理咨询师，我的来访者们常常与我的经历大相径庭，尽管他们双方会同时卷入痛苦并出现紧张的情感冲突，但最终都是相互支撑和陪伴着度过了最糟糕的日子。有的是在妥当地解决哀伤重建信心之后终于迎来了新生命，有的则是以更理性的方式看待生育，采取顺其自然的态度……并不能说这就是心理咨询的效果，但起码心理咨询的过程提供了一个契机，让夫妻双方都有一个可以被看见被理解的喘息时刻，这也是一种缓慢的修复过程。

在研究中发现，当经历这样的痛苦之后，有一部分的家庭或女性选择再也不生育。他们因为胎儿发生意外后，就选择终身无子女。当然还有一部分人是会通过尽快地再一次受孕来治愈前一次的丧失之痛，事实上这对一部分女性而言也的确起到了良性的心理修复的效果。

在越来越多的临床个案中，那些经历过生育创伤的女性可能会在未来的生活中成为"继发性不孕不育"，就是之后无法自然受孕。这两件事情内在的因果联系在心身医学的整合视角下是有解释的。一些女性因为无法保全或保护一个生命，因此会一直心存内疚，甚至认为想要一个新的生命就是"背叛"了曾经的宝贝；还有一些女性认为这是自己做了某事的"报应"，或是自己的身体就是无法生育不配成为一个母亲……这一切都导致她们在潜意识中"拒绝新生命"，最终也令她们在多重的隐性压力之下无法怀孕。

无法释怀自己的经历，也可能会破坏我们与他人的关系。曾经遇到一位准妈妈，刚得知怀孕就紧张焦虑得不得了，晚上做噩梦，白天想起自己怀孕了就总是哭，见到我还没说话就开始掉眼泪，交流后得知，她上一次怀孕也是不到三个月经历了自然流产，她以为一年前的事情已经忘记和结束，但没想到这一次再怀孕却让她痛苦不堪：她封闭生活放弃了和朋友的正常交流，她拉黑了朋友圈里晒宝贝的朋友们，她甚至在语言上攻击那些问候她的长辈……她说她的生活一下全变了，一个人很孤单也很害怕宝宝再次离开自己。这就是对一个逝去孩子深切的、扭曲的爱最终会令一个母亲面目全非。

有一部分女性还可能因此经历"周年纪念"反应，即经历流产之后，当离那个特殊的日子越来越近的时候，女性身体所记忆的疼痛感甚至心理性的痛苦感也会伴随而来。因此，有一部分女性会在流产的周年或者孩子预产期的这一天情绪波动；也可能会在身体层面以不同的形式表现出来，比如月经期的头痛、心律失常、性功能障碍等。这一系列的身体反应都在提醒女性，需要对曾经经历的失去进行疗愈。失落的生命不仅是我们生命的一部分，更是一个需要精心呵护和包扎的伤口，只有我们能够看到它们，才能有机会让它们更好更彻底地康复。

作为母亲，如果对自己经历的一次生命的丧失没有一种合理和令她安心的处理，就可能造成她长期在旋涡里走不出来，害怕怀孕，甚至是迟迟

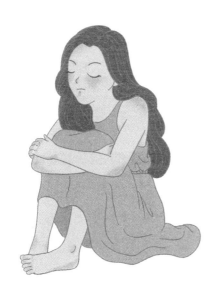

不孕。那么，在这件事情里需要我们首先做一件很理智的事情：给自己足够的时间，在准备好的时候，敢于正视这件并不愉快的事情，尝试让自己明确地了解这件事情发生的原因，并且以更积极的方式去解决曾经导致流产的那些身体健康问题。具体做法在备孕的章节里我们对此也有专门的交代。

除此之外，我们还能为自己甚至

为那个失去的孩子做些什么呢？这个问题其实适用于每一个在心里有明确内疚情绪的人。如果我们能够就自己的"内疚感"去做些什么，常常就会令我们找到生命的意义和寄托，这就成为一种滋养和支持性的资源，能够让我们在悲伤中看见爱、看见希望，并成为我们内心的力量。如果我们只让"内疚感"在心里发酵，最终的结果就是我们会深陷在痛苦的深渊里无法自拔。所以，如果你想让自己更好地从这一次的生育创伤中得到更深层的恢复，在关照和护理好自己身体之余，可以根据你自己和伴侣的状态再做几件事情。

第一，为这个离开的生命做一个告别仪式，在这个过程中不需要隆重，只需要你与伴侣一起准备和参与即可。请注意，丈夫在这个事件中也会与妻子一样经历心理上的痛苦，与他相互陪伴和支持度过这个特殊的时刻非常重要和有意义。第二，可以选择去做某件有意义的事情，比如参与一些你感兴趣的公益活动，甚至在时机和条件允许的情况下可以去和其他的女性与家庭共同分享你走出阴霾的方法与感受，不仅纪念和感谢这个生命带给你的思考与恩典，更帮助了其他正在困境中的家庭。第三，如果你不喜欢与他人分享，那么也可以选择一种与自己进行内心对话的方式，每天或每周去尝试写下你这一段时间的思考、改变以及愿望，这种方式是令很多女性慢慢走出生育创伤的一种很不错的方法。

回想那个时刻的我，更是觉得自己很了不起。失去了孩子也结束了婚姻，每天上班时是颓废、沮丧和忧郁的，会用拼命工作来麻痹自己。然而一个人的时刻最煎熬，所以我天天运动、看书、写小说……我总得让自己振作起来啊，确实有两三年的时间我一度以为自己走出来了。然而，直到有一天晚上我做了一个关于那个孩子的梦，第二天我感觉自己完全被那个梦境摄住了心魄，坐在办公桌前泪流满面。当时我用自己能找到和用到的方式为失去的孩子做了仪式、再次告别……之后我感觉自己心里好受了很多，我想也许这次我可以真的恢复了。然而，又在一两年后的某天，与医院的一位朋友吃饭，她说起一个处理胎儿的手术，她一边说着她的工作，我一边开始全身发抖并且持续的恶心，那一刻我知道其实我内心的创伤依然没有完全好。

之所以分享这些非常个人化的波折与艰辛，我是想表达：可能我们需要比想象中更充分的时间和更多的空间去表达悲伤，设定时限这件事情反而有时候会令我们感到更难过甚至震惊。另外，在这个疗愈的过程中我强烈地感受到：我们如何看待自己的经历，可能赋予我们更大的意义和力量。这就是"创伤"的另一面带给我们对生命意义的追问。

我至今都相信是因为这个生命与我短暂的际会最终让我选择了"母婴健康"这个事业。你若问我经历的心理创伤好了没，我想我不能用好与不好简单地来回复你。我能告诉你的是，某年的某天，在谈起这件事情时我竟然不再痛苦，而是满心温柔地笑着说："我的确失去过一个孩子，那时也的确非常痛苦，尽管我无法拥有那个生命，但因为这个生命让我找到了一生中至爱的事业，所以，我知道我从来都没有失去她，她也一直与我同在。"

最后，深深地期待每一个女性都能够在经历这一次并不如意的生育体验之后，能更加精心地照顾自己可以孕育生命的身体，同时能够正视这个生命曾经来过的事实。我们可以找到生命带给自己的恩典并重新开始。

围产期心理关键词：创伤后成长

创伤后成长（post traumatic growth）是指一个人在遭受创伤性质的生活事件或情境后，能够体验到在心理方面的积极变化，并能够从自身的苦痛和创伤中自我恢复和成长的能力。这一概念是在 20 世纪八九十年代，由特德基（Tedeschi）等人对个体能从创伤等负性生活事件中获得成长这一现象展开的一系列研究之后提出的。在研究中，他们发现那些经历丧子之痛的父母会在之后很多年里频频报告其体验到的痛苦，同时会报告体验到了这种心理创伤带来的内在成长。

在我们的生活中，引发创伤后成长的事件主要包括丧失亲人、意外事故、自然灾害、心脏病发作、战争以及各类疾病甚至癌症等。而创伤后成长的领域主要是关注自我觉察、人际关系和生活价值观等方面的变化，在行为层面上可能会表现为在工作上有更好的表现、对他人的同情和信任的增强、助人能力的提升，以及更为成熟地处理生活中的其他创伤体验等。

在围产期阶段，我们经历的与丧失亲人相关的创伤体验绝非仅仅失去胎儿，也可能会经历失去伴侣、亲人或是挚友；而失去工作、搬离一个城市也是一种丧失，会激发一种"象征性哀伤"的情绪。这些对孕产妇而言都是非常巨大的情感冲击。在新冠疫情中度过了孕育和生育阶段的妈妈们，其实也是经历了一次大的集体性的创伤体验。这都是需要被正视和支持的。

当然，也并不是百分之百的人都能够从生活的创伤事件中恢复并且成长，有的人或者他们的心灵会在创伤中被摧毁或无法修复。在创伤后成长的研究中发现，那些在经历了心理创伤后具有更高的自我恢复能力，并能保持较为良好的身心机能、心理健康、幸福水平，以及有更低水平的心理痛苦的人，通常有一些共性的特征。

在性格方面，都更为乐观、韧性、自我效能、自尊、外向且有良好的开放性；在意识方面，他们能够正视创伤所具有的挑战性和冲击力，同时能够对创伤性事件进行深层次的反思，以更为积极的心态去看待消极事件和经历；在行为层面，他们会采用更具适应性的应对策略，特别是如果有重要的人能够为其提供实际的或能够感知到的支持，他们认为更易促进自己实现创伤后的成长。

从心理创伤对身心健康的深远影响来看，每一个女性以及家庭都应该重新审视"丧失"给我们带来的冲击，每个女性都有能力成为自己生育创伤的主动修复者。如果你感觉自己无法承受甚至家人也无法给予你想要的支持时，请务必寻找专业人士的帮助。经历生育创伤并不是女性的错，经历创伤就需要解决和治愈，隐藏和回避最终会把我们卷入痛苦和自责的深渊。当我们充分释放悲痛就有机会更好地治愈。

每个人都是我们生命的老师。而那个失去的生命，也是在用另一种方式帮助你和下一次生命更好地遇见。

7. 分娩阶段的创造性练习

并不是所有的准妈妈都会在意"临产准备期"。面对即将到来的分娩，有一部分妈妈希望工作到最后一刻，这样可以把哺乳假延长更多；当然，还有一部分妈妈是因为工作的确很忙，努力在一线奔波到见红才会停下来直奔医院分娩……

话说"预产期"这个词本身就是一个对于分娩时间的初步判断。一旦胎宝贝足月，也就意味着之后的每一天都可能随时分娩，毕竟按预产期准时准点报道的宝贝还是少数。足月后到分娩前的这一阶段，子宫内胎盘、羊水等指标也可能随时发生变化。有可能是自然发生，还有可能是因为突然的紧张或行动上的过度而导致——在临床工作中，我不止一次地听到妈妈告诉我，她是在足月后因为一次激烈的情绪提前分娩了。

分娩和生命有一样的本质，都是存在很大的不确定性。应对未知最好的方式，莫过于对"不确定"保持敬畏，提前了解过程、学习方法、找到支持、讨论风险以及准备 B 计划。分娩过程中的"涟漪效应"提示我们，一次分娩看起来主角是产床上的女性，但受影响的其实还有她腹中的孩子、伴侣和医疗护理人员。

作为一位即将分娩的女性，如果你已经学习了分娩知识，找到了专业导乐、熟悉了产房和分娩过程……那么太好了，你已经做了关于你自己在临产前的核心准备。接下来的你，可以与你的伴侣和宝宝一起在分娩的心理上和支持关系上一起做好充分的准备。这一环节将带领你启动对自己和家人更有支持性和互动性的探索，并将成为你拥有一个良好分娩体验的重要组成部分。

　　你与宝宝在分娩中可以做些什么？

　　你的伴侣可以在分娩中为你提供什么？

　　你可以与你的助产士提前讨论什么？

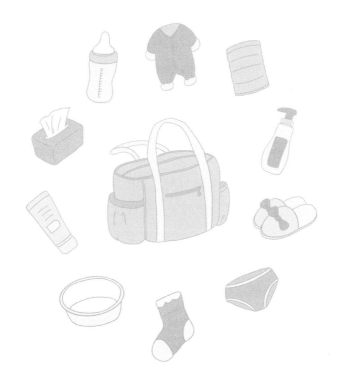

练习7：设计你自己的分娩计划书

基于你整个孕期的准备和期待，为顺利迎接你的宝贝做一个分娩计划书，这对于你在分娩过程中，如何与医护人员良性沟通以获得一个良好的分娩体验有着非常重要的价值。注意，这一份计划书的内容仅作为范本参考，需要你务必结合自身的需求，增加或者减少某些部分。另外，你所做的每项计划，建议与丈夫一起在充分了解利弊与风险后再整理自己的分娩愿望；同时，也请先了解你的生产医院的分娩规定。

姓　名：　　　　　　　年　龄：

孕　周：　　　　　　　预产期：

第几胎：　　　　　　　联系电话：

我的分娩史：（是否有过分娩经历，如有，简单描述分娩年月、分娩方式、胎儿体重）

本次的分娩愿望：（简短描述你的分娩目标、选择的分娩方式）

如果本人与胎儿的状态良好，我们希望可以这样做：

·陪产需求（描述你对陪产的需求，家人全程陪产或待产阶段陪产或导乐陪伴）。

·带哪些个人物品（描述对物品的需求）。

·允许自由活动（自由活动可以促进产程进展，描述你对自由活动的需求），以及拒绝使用的方法。

希望助产士在分娩过程中帮你做的事情（尽可能清楚地描述要求）：

·调暗灯光（描述你对于环境和灯光的需求）。

·使用非药物的方式缓解疼痛（基于你的知识与练习，描述你需要的非药物方式）。

·分娩时可以使用自由体位（描述你对第二产程娩出宝宝的体位需求），以及拒绝使用的体位。

·对于止痛药物的使用（描述你对止痛药物的态度，以及你在情况良好、无法忍受疼痛时、紧急剖宫产等情况下使用或者是完全不使用药物的期待）。

·对重要医疗程序的态度（你的态度以及需要，如操作需要告知原因、好处与风险）。

—人工破膜（希望人工破膜或是自然破裂）。

—人工催产（包括使用催产素），你个人的期待与需求。

—阴道检查（检查的次数和对检查医护人员的期待）。

—侧切（你对会阴的保护需求，希望得到怎样的提醒）。

·可以提出个人要求，如改变计划需要提前告知以确认细节。

关于宝宝出生后我的希望：

·肌肤接触（明确表达宝宝出生后对皮肤的接触需求以及时长）。

·新生儿评分（明确表达你对宝宝检查时的要求与期待）。

·延迟剪断脐带（明确表达你对断脐程序的期待或要求）。

·母婴同室（明确表达你希望和宝宝在同一间房进行母乳和接触的需求）。

·母乳喂养（如我希望宝宝吃的第一口是母乳，不喂糖水和奶粉），是否允许在母乳指导时被碰触身体。

如果对分娩还有什么担忧或需求，也可以继续补充和详细描述。务必与你的助产士充分地交流和解决，并理性决策。每个地区甚至同一城市不同的医院所提供的环境和服务都有所差异，因此，你的分娩计划可能会有很多变化，如何及时调整和应对也很重要。

本章的内容是一个参考，你可以采用列表、信件或打印文件的形式列出你的计划。在正式分娩之前，都有可能改变。

最后，再重复说一句：制订分娩计划的过程是特别有意义的一次心理准备，你投入越多收益越大。

练习 8：面对陪产的家庭对话

【建议夫妻双方都能够先对本章的内容阅读并了解，再进行本主题的练习】

关于陪伴分娩，每一位准爸爸对这个事件的理解千差万别，与他的知识、他的年龄、他所受的教育以及他的个性特征密切相关。而这件事情本身对他而言也有着不同的意义，甚至连他自己都不能完整清晰地表达。

对于女性而言亦是如此，不是所有的女性都期待和愿意让伴侣陪产，有一些人认为这是仅属于自己的非常私密的事情，甚至也有女性会认为伴侣的存在影响她们在分娩过程中的专注度。当然，也有相当一部分的女性非常期待伴侣能够在这个非常脆弱和重要的人生时刻相伴在侧，共同迎接新生命。

想要获得双方都满意的分娩体验，需要双方在心理适应和行动技能上都能拥有相互支持的默契，而其前提就是：夫妻双方的意愿是否统一。所以，在分娩之前夫妻双方都值得就这个话题进行一次公开地讨论。讨论并不是为了达成"陪产"，而是在讨论的过程中，夫妻双方将可能有机会深度了解你所不知道的伴侣的另外一面。下面将提供一个家庭针对伴侣陪产的讨论蓝本。

夫妻双方如果需要，可以找个时间相互提问，如实作答，彼此倾听，共同讨论并最终形成你们共同的决策。注意，还是要提示一下，如果在交流中总是使用评价性的语言，比如好／坏，对／错，真／假……那么讨论将很难进行，评价在很多时候意味着我们在无意识地把自己的价值观强加于他人。做一件事情常常是由这个人曾经的经历以及感受所决定的，所以，更建议双方都可以鼓励彼此多说说自己在任何时候的感受，我们也尝试去体验和感受对方的感受，这才有机会打开彼此的心扉和深入了解。

主题1：说说你个人对"陪产"理解，包括过程、结果、积极和消极因素。（请把道听途说的故事放在谈话外，那都是他人的经历）

主题2：只考虑遵从你内心的感受，你对陪产的选择是什么？

主题3：可以具体谈谈你的选择背后的故事或原因吗？

主题4：就你的选择，你对伴侣的期待和担忧分别是什么，原因是什么？

主题5：就伴侣的担忧，你能为他（她）做些什么？并询问对方是否接受。

主题6：假如伴侣不接受，对你而言意味着什么？你可以尝试表述自己的感受以及原因。

主题7：还可以做些什么，获得一个双方都可以接受的方案和结论？

在非暴力沟通中，提醒我们要专注于彼此的观察、感受、需要和请求。它鼓励倾听，培养人与人之间的尊重与爱，使我们情意相通，乐于互助。我们可以使用非暴力沟通的方式理解自己，也可以优化人际关系、伴侣关系和亲子关系，当然也可以改进工作。

生活不是一场辩论赛，目的不是争个对错，而是为了一起变得更好。

分娩也不是一次实验，目的不是证明谁要服从谁，而是为了共同面对新生命。

练习 9：建立你的分娩效能

分娩对每一个人都是生理和心理的双重考验，除了怀孕的母亲，腹中的胎儿以及准爸爸甚至其他的家人也都在承受不同的压力。

压力常常会给我们带来两种行动反应，一种是我们被压力和恐惧打倒，从而限制了我们的心力和思考，所以我们就表现为消极、逃避、依赖、拒绝面对。而另一种是积极、面对、独立、主动解决，积极的行动导向让我们成为分娩操盘手，获得自主权，去主动学习并获得更多信息和资源，从而对自己保持信心，相信自己可以应对。

基于本章节的关键内容，我们已经获得了一个让自己拥有良好的分娩体验的蓝图框架，那么在本练习中，我们对一些普遍的对分娩的担忧进行了描述，同时对于担忧的事件从事实和行动两个方面进行拆解。需要你结合自身的感受对应着去看看你是否也有同样的担忧？你在为自己解决担忧的过程中有多少投入？是停留在想的层面还是已经开始做了？总之，我们为自己投入得越多，在内心获得的效能感就越强。在分娩前我们可以时时回顾和修正。

1.我害怕自己分娩时失去控制甚至在分娩的过程中不知所措

·事实：每个人都害怕失去控制，而且害怕的感受会限制我们应对的能力。

·行动：首先，应了解分娩知识以及分娩的每个环节，清晰地知道自己可以控制什么；其次，仔细想一想并写下来自己害怕的具体的事件或具体的场景，并写出对应的解决方案；最后，如果解决需要一些其他资源，那么最高效的方法就去寻问专业人士。

2. 我做过关于分娩的噩梦

·事实：很多妈妈在产前会做分娩的噩梦，这在一定程度上体现了她们的担忧和焦虑。

·行动：可以尝试向伴侣或家人说出这些梦境，当然也可以写出这些噩梦，表达和书写本身就可以缓解这个噩梦对我们的影响，同时也许会让我们收获一些启示。

3. 我害怕在分娩过程中流血更多

·事实：分娩的确会存在出血现象，当出血过多的时候会有医疗监测和应对方法。

·行动：与你的医生讨论你是否存在分娩中出血过多的风险，假如出现可以得到的帮助是什么。

4. 我害怕分娩过程中孩子出现一些意外

·事实：分娩的确存在不确定性，而"意外"是可以通过管理和评估有效控制的。

·行动：一些意外是可预防的，一些意外是来自你对别人经历的担忧，所以，务必问问自己哪些担忧是自己的事，哪些担忧是来自别人的？

5. 我害怕独自面对分娩过程以及得不到想要的照顾

·事实：你完全可以选择有人陪伴你的分娩，并明确提出你希望获得的照顾方式。

·行动：找到他们，并一起计划如何让你更舒适地获得你想要的陪伴方式度过分娩过程。

6. 我害怕阴道分娩不顺利，最后还得进行剖宫产

·事实：产前我们有机会获得分娩方式的评估或建议，并为之进行身心准备。要明确的是一旦母婴安全在分娩时刻受到挑战，实施剖宫产是重要的保护性措施。

·行动：具体向你的医生和助产士确认达成阴道分娩时，你个人和胎儿需要达到怎样的状态和要求，并做好对应的身心准备，当然还包括接受变化。

7. 我害怕孩子的产出过程造成产道撕裂

·事实：并不是所有的分娩在胎儿娩出时都会造成产道撕裂，通常肌肉弹性缺乏、胎儿过大、不会用力、过度紧张等状况会造成产道撕裂。

·行动：充分了解并掌握各类降低产道撕裂的方法，比如持续运动、盆底肌训练、会阴按摩等，然后为自己设计一个计划开始练习。

8. 我害怕子宫收缩引起的疼痛

·事实：每个人对子宫收缩引起的疼痛的感知都不同；疼痛可以被管理和控制，并得到有效的缓解和降低。

·行动：了解并掌握降低子宫收缩导致疼痛的各种方法，比如分娩呼吸法、音乐减痛法、催眠减痛法、芳香减痛法、按摩减痛法等。

9. 一想到即将来临的分娩我就很难放松下来

·事实：分娩是对身心的一次重要挑战，有一些紧张是正常的，学会应对技术，就能让自己在紧张时很快放松。

·行动：对"分娩"了解得越多，我们的紧张感就可以得到越好的释放。同时再学习一些可以让自己快速放松的方法，如呼吸放松、渐进式放松、冥想放松等，保持练习可以在紧张时随时使用。

10. 我害怕医院的环境

·事实：医院环境充满了陌生感，无论是医护人员还是检查仪器时常令人感到紧张，有时还会让我们联想到一些负面经历和事件。找机会在家人陪伴下多多熟悉医院的环境，会有效降低你的负面感受。

·行动：大多数医院或产前课堂会为准妈妈提供参观产房或体验产床的项目，请询问后去参与一次，哪怕是去其他能够提供这个服务项目的机构体验，对环境建立熟悉感是有效地减少害怕的一种方式。

11. 我感觉自己当下有关于分娩的心理状态是

·事实：A. 没有焦虑；B. 低度焦虑；C. 中度焦虑；D. 高度焦虑。

·行动：如果你处于低度焦虑，那么我要提示一下，孕期的不同阶段焦虑感和关键事件都会动态变化；如果你处于中度焦虑，请找到并锁定令你感觉焦虑的关键事件，学习相关的知识和技能可以有效阻断我们大脑中的焦虑循环；为你的行动设定一个目标，别忘记每达成一次就给自己一个小小的奖励！如果你是高度焦虑，建议尽快寻求专业心理咨询师的帮助，进行有效调整，让自己和胎儿处于身心稳定的状态非常重要。

第四章

产后：『差不多妈妈』的自我成长

做产后抑郁这个主题的科普这么多年，尽管我没有经历过真正意义上的"网暴"，但是各种各样的质疑、拒绝和挑战可真不少。

很多人最直接的质疑就是："为什么我妈生孩子的时候没这事，现在的女人太娇气了，生活条件越好事越多……"这后半句话在时代变迁的大框架下讲真没毛病，焦虑和抑郁这类心理疾病的确也被学者称为"文明病"。物质生活促发了社会人从地位、财富、工作"卷"到身高、体重、容貌……各种焦虑扑面而来。同样是这些指标，在产后换了样子依然存在：母乳量多少，体形恢复得怎么样，产假有几天，再上班后职位还在不在……新手妈妈身上巨大的隐形标尺把焦虑塞满了她的身体和大脑，因此出现了暴躁失眠、胃痛头疼、难过失落，孕育了新生命却感觉自己的生命无意义……

结束分娩进入产后，看起来我们的身体终于解放了，然而，只有当了妈的人才知道，真正被"绑定"（"bonding"的谐音）的人生才刚刚拉开序幕而已。怀孕前，娃在肚子里，妈妈走到哪儿带到哪儿，同吃同睡；而在娃出生后的每时每刻，哭了、尿了、吐了、醒了、笑了都在牵动每一位

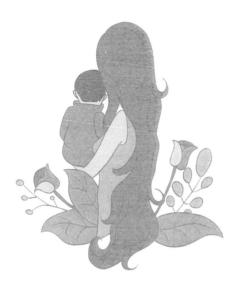

刚刚上任但技能等级却要从零开始的母亲的心。每天的各种失控、不确定和责任的挑战以及娃的每一次哭声都迎来肾上腺素和皮质醇的涨停和跌停……一天无数次，妈妈只能受着扛着。

生理激素变化仅仅是参与摧毁产后女性心理健康的肇事者之一，产后抑郁的经历者也不再仅仅是女性，越来越多的国际研究

也告知我们：八成甚至更多的男性也会经历孕期和产后抑郁情绪的波动；女性抑郁导致伴侣也"感染"抑郁的概率高达 50%；产后抑郁的男性也会有伤害宝贝的特定行为……

客观地讲，我们的社会对产后抑郁症的理解和认知从整体上看都处于匮乏甚至在盲区却不自知的状态；而大众似乎也不喜欢表达情感脆弱的个人。然而，真正的强大不仅会承认脆弱还会尊重真相——抑郁症已经成为仅次于癌症的第二大人类健康的杀手。所以在这一小节，我们要一起努力达成的目标如下：

·扯掉"病耻心"的面纱，用更立体的视角去了解产后抑郁以及产后抑郁症这两个看起来很像但不是一回事的"孪生姐妹"到底在如何影响新手父母的心理健康。

·建立对于母乳喂养的理性智慧，尽管我们知道母乳对于人类生命的价值，也需要了解它在很多隐秘的细节中牵制着新手妈妈的情感体验和养育自信。

·了解新生儿与妈妈建立健康依恋关系的重要性，并保持与宝宝在情感互动过程中的敏感度，无论是大宝还是二宝，都需要获得妈妈独一无二的爱与陪伴。

产后，并不是女性心理健康关照的结束之处，反而是为我们启动了一个新的生命线索。我们对自己在此阶段的关注和关怀越及时，越能为自己之后在更年期的健康过渡做好心理资源的储备。更重要的是，决定了一个新生命早期的生命底色与情感健康活力。

当女性逐步建立自我照护的认知和能力时，无论何时何地都可以进行自我关怀，也会降低对外界和他人的要求，毕竟自己满足自己会更容易。如果你害怕在产后"被误解、被忽略、被拒绝"，也许正是反思的最佳时刻，我们可以先为自己做些什么呢？

1. 关于"产后抑郁症"的三大澄清

在临床咨询中常常会听一些新手妈妈悲伤地诉说自己的故事，有的是因为丈夫认为自己的产后抑郁是装的所以想离婚，有的是因为母亲嫌弃自己产后抑郁很丢人而有自杀的想法……作为心理工作者，我要保持中立，开放地倾听，放下评价；然而作为科普工作者，我内心常常会很"着急"，想用尽各种方法去进行公众认知的科普，联合更多的人为母亲们提供更及时的陪伴和支持。

一份发表自 2022 年的新研究一把将我拉回现实。这个研究做了一个横跨多个国家关于产后抑郁症的公众认知度的调查，从中可以看到一些令人颇感意外的调查结果。

公众对于产后抑郁症最常抱有的消极概念和态度是"产后抑郁症是正常的""女人天生知道如何照顾婴儿""怀孕期间抑郁是正常的"。公众最常将产后抑郁症归因于生物因素。而研究确定形成产后抑郁症最重要的风险因素是：产前抑郁和焦虑、重大生活事件、缺乏（伴侣）支持和抑郁史。恰恰是因为公众对围产期心理健康问题不完全了解，甚至是认知狭隘，在很大程度上影响了围产期女性寻求和获得帮助。

重点来了，研究还发现，围产期女性对自己可能面对的心理健康问题也存在较低的认知、知识的匮乏和消极的治疗态度，最终导致自己错过干预和治疗，影响自己与胎儿或婴儿的健康，还会妨碍自己的丈夫在出现心理问题时获得及时的发现和治疗。也就是说，即使像我这样的专业人士就在她身边，她可能也不会向我们寻求帮助——这是人类对于疾病惯常都会出现的"羞耻心"在作怪。

我们无法短期快速改变公众认知的状态，那就从当下去伪存真开始吧，我先提炼出三个对产后抑郁症的关键误解并做个澄清。

澄清一：产后抑郁症并非始于产后，而是更多发病于孕期。

文字有巨大的暗示作用。在一些科普文章和新闻媒体上，我们听到的和看到的都是"产后抑郁症"，这让大家从字面上简单理解其意思就是：在产后才可能发生抑郁症。也是这样的误解，导致很多准妈妈从孕期开始一直到产后都在承受着情感和身体上的双重困扰。

在我们的传统文化和片面理解里，似乎都会觉得"因为你怀孕了，所以家庭中的每个人都会迁就你，更少的家务，更多的关注，更多优质的食物，甚至更多与医生见面……"这些信息似乎让我们形成了一个结论：因为被保护得好所以一定更健康更开心。

这是很多准妈妈痛苦的原因之一。她们说："因为家人对我太好了，如果我拒绝一些我不喜欢的食物或不做一些他们希望我做的事情，我就会有超级大的内疚感；如果我告诉他们我哪儿不舒服，都觉得自己很像没事找事或感觉我在给家人找麻烦……"所以，这些准妈妈最终选择自己承受和消化着很多负面的情绪和不良感受。

在前面的章节中，我们从备孕、孕期到分娩的不同阶段提取和整理了会发生在女性身上的有针对性的压力事件，有一些并非她一个人能够面对和解决，更加不会因为家人对她好就能凭空消失。作为与准妈妈接触最频繁的人，对她可能面对的压力有所了解，对她的情绪变化有所觉察，那么，怀孕阶段就可能有机会和她一起针对一些令人担忧的、可能导致抑郁的问题及时进行干预。

妊娠阶段的一些生理状态与抑郁症的症状常常会重叠，所以做筛查或诊断时也很容易被遗漏或忽略。另一个典型的状况是，大部分时间和大部分人常常会正常化一些可能导致抑郁的信号。比如，面对准妈妈的妊娠呕吐，大多数人的反应都是吐一段时间就习惯了。然而，我们不知道的是，在现代研究中明确提出，妊娠剧吐的妈妈常常与非意愿妊娠以及伴侣情感支持匮乏有关——这两个因素又恰好是导致产后抑郁症高发的风险因素。一旦我们看见，就有机会及时地从心理学的角度去提供有效的支持。总而言之，预防产后抑郁要从孕期开始做，建立风险意识所付出的成本，远远低于风险发生后去补救的成本。

在 2015 年之前，有专门的名词来定义和区分产前抑郁症和产后抑郁症。但临床研究中发现，产前与产后抑郁症无论是在时间上还是在症状与发生因素之间，关联性是非常明确的。

在 2004 年贝内特（Bennett）等人的综合分析中发现：7.4% 的妇女在妊娠早期患有抑郁症，12.85% 的妇女在妊娠中期患有抑郁症，12% 的妇女在妊娠晚期患有抑郁症。

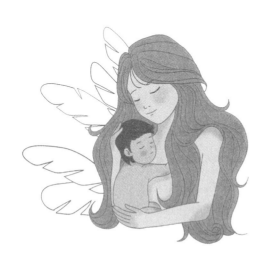

2021 年，另一项来自美国的纵向研究更明确地显示：围产期抑郁症状通常始于产前而不是产后。样本中 80% 的女性的抑郁症是在产前就发作了，另外 1/4 的女性在怀孕前就已经患有抑郁症。

科学的本质就是不断地

质疑和修正过去提出的假设。所以，"产后抑郁症"的武断定义被很多的研究者诟病，2015 年，《精神障碍分类与诊断标准手册》第五版里产前和产后抑郁症的名称终于被整合为"围产期抑郁症"。所以，围产期心理健康领域的专家们呼吁：抑郁症的筛查应该在怀孕早期进行，并在整个怀孕期间持续进行。在怀孕期间发生且未经治疗的抑郁症，将不可避免地持续到产后，对母亲和婴儿都有负面影响。所以，我国在 2015 年也开始要求孕期的准妈妈在医院建档之后，从孕期开始就需要进行 1~2 次的抑郁症筛查。

产后心理问题最好的预防和干预窗口是在产前，也就是说孕期甚至孕前就有机会预防和干预。从孕育、生育到养育，各个阶段的女性需要获得全家成员的支持。如果夫妻双方以及家人能共同参与孕产养育的每一个环节，就一定能够减少产后抑郁的发生，也能及时控制产后抑郁对我们的影响。

澄清二：抑郁情绪 ≠ 抑郁症，因为被混淆所以被轻视。

产后的情绪障碍从轻到重可以分为三种类型。它们之间存在症状发展的连续性，但不一定有绝对因果关系。三种不同的类型都有各自对应的定义、症状和时间划分。然而在科普环境中，却常常把三个阶段的定义名词错用，导致的结果要么就是被轻视要么就是被严重化，总之，就是没有在合适的时间做合适的应对。

第一个类型，被称为产后抑郁情绪（postpartum blue），也被称为"产后不良心境"，同时有另一个名称是 baby blue，是指新妈妈因为小婴儿的到来被"蓝色情绪"所伴随（blue 也被译为"忧郁"）。这一类型的发生率在 80% 左右，由于其较高的发生率，被认为是一种身体对于分娩的正常反应，并不被定义为一种疾病综合征。

之所以被描述为"一种正常的分娩反应，而不是一种疾病综合征"的核心原因是，在胎盘娩出后，女性体内各类激素会发生改变，导致身体和情绪状态有明确的不适感。特别是孕酮的大幅下降，会产生暂时性干扰新妈妈照顾新生儿的母性行为，比如莫名的哭泣、无心照顾宝贝等情绪和行为，通常会在宝贝出生后 2~7 天出现。因此，这个阶段的情绪波动也被理解为一种产后过渡性的情绪反应，有时症状会伴随新妈妈的主动适应和调节慢慢自然消失。

有时在症状出现后，新妈妈没有任何的自我调节或得不到家人的重视，就有可能发展成产后抑郁症。所以，如果你的不良情绪持续时间长达一周以上并且没有减少或消失的迹象，那么就需要和家人尽快找到专业的机构和专业人员，及时评估是否发展成了产后抑郁症，提早筛查，提早预防，及时获得帮助。

第二个类型，被称为产后抑郁症（postpartum depression）。不得不说的是，产后抑郁症常常会被错误地理解为产后精神病，从而引发很多产后妈妈的恐惧，这种恐惧会令她们担心，一旦自己确诊可能会被强制服药或者被迫与自己的孩子分开，因此也成为她们拒绝筛查诊断的重要原因之一。产后抑郁症的发生率为 15%~20%，也有研究者提出，产后抑郁症的检出率是有限的，实际数据远不止于此。

产后抑郁症是一种有明确生理和心理变化指标和诊断标准的情绪障碍。它可能会在产后一年之中的任何一个时间发生，一些常见的情绪状态有以下几种：睡眠紊乱（过度嗜睡或睡眠时间大量减少）、情绪低落、长时间哭泣、对任何事情都失去兴趣、体重变化明显（突然超重或过多消瘦）、持续的紧张和焦虑、拒绝与孩子和家人交流，甚至会出现自我伤害或有伤害孩子的想法。当新妈妈每天都会发生三种以上的不良情绪状态且持续十天以上，那就需要保持警觉。如果在得到家人支持或主动调整后也没有减轻或消失的迹象，建议务必尽快找到专业机构和专业人员寻求帮助。

被确诊产后抑郁症并不可怕，越早进行干预和治疗，就能够越快地恢复健康。如产后国际支持联盟一直在强调的那样：产后抑郁症100%可治愈。每一位妈妈都值得在产后获得有效及时的帮助。

第三个类型，是产后精神病（postpartum psychosis），影响0.1%~0.2%的妇女，通常发生在分娩后1~4周，以幻觉、躁动、妄想和剧烈情绪波动为特征。这种急性疾病通常具有自杀和杀婴的重大风险，需要住院治疗。有一位产妇尽管没有出现想要自杀或伤害宝宝的行为，但家人觉得产妇状态不对劲就给我发来一段视频，我看到产妇坐在床上一会儿哭一会儿笑地自言自语，建议他们尽快去医院做专业诊断。

最后想对每一个新手父母以及其家人们表达，不随便给自己贴抑郁的标签。出现不良情绪我们也可以理性面对并积极改善，同时绝不轻视产后抑郁情绪对我们的影响。

澄清三：产后抑郁症不是女性专利，男人也会抑郁。

在多个国家的研究中都一致地发现，产后抑郁症不再是女性的专利，产后会同样经历抑郁情绪的新爸爸已经高达80%以上，作为家庭成员中的另一个重要支持者，新爸爸也在产后生活里与这些坏情绪进行积极或消极的抗争。当他们出现心理问题时，不仅与伴侣的关系会受到挑战，也可能会因此与他的孩子发生依恋障碍。所以，越来越多的学者、研究者和组织都在呼吁，全社会特别是处于围产期的家庭都应该更多关注男性心理健康，这也是为了整个家庭的健康与和谐。

影响产后爸爸抑郁的一大重要风险因素是产后妈妈的抑郁，几乎一半产后被抑郁情绪困扰的爸爸都拥有一个被产后抑郁袭击的妻子。如果爸爸们不希望自己被卷入产后抑郁情绪中，那么先要和妻子获得预防产后抑郁症的知识，然后再具备一些可以有效应对产后不良情绪的能力，这样才可能获得一部分成功避险的机会。之所以说得这么保守，也是因为我在多年的工作中发现，即使是新爸爸在孕期很努力地学习过，在产后实战阶段也可能会手忙脚乱。同理，即使妈妈们没有经历产后抑郁症的困扰，也并不代表爸爸们会在这个阶段毫发无损，毕竟，育儿生活中实在是有太多不确定了。

从国内外的研究中都能够看到，新爸爸经历产后抑郁症的概率越来越高，约 80% 的男性在刚刚成为父亲的这个过程中都会经历一些低落的情绪和身体的不适感，比如睡眠问题，会有持续的疲劳感，睡不醒或睡不着；体重快速增长或快速减少；在生活中可能对任何事情都没有兴趣，包括对之前最喜欢的一些爱好都失去兴趣，甚至常常会觉得自己很没有价值；因为压力状态会影响专注力，在工作过程中总是会出错，常常无法在工作中获得成就感，会越发不自信，甚至不愿意去交流。

被压力持续伴随的新手爸爸的行为表现也都有一些典型特征。比如，他们可能会更急躁、更易怒。孩子一哭他处理不了，就立刻推给妈妈，甚至有的时候爸爸会因为宝贝的哭闹而向孩子大声地吼叫。有时候妈妈会感觉到爸爸似乎情绪不对，问他会不会压力有点大，爸爸可能会直接说："我没有压力，我很好。"这种在语言上的回避和否认的状态本身就是一种压力行为的表现。这里分享一个有趣的研究，首次生育的男性更可能会否认自己的焦虑。这个现象被学者解释为，男性试图在怀孕的伴侣面前表现出个人力量和可靠性。

还有一种情况就是产后的爸爸们可能更多地会回避家庭，减少去跟自己的伴侣以及跟自己的孩子互动的时间，有时候是不回家、回家晚或总是加班、有应酬，总之就是看起来各种各样的事情已经把他的时间都填满了，他就可以理所当然地逃避在家里多待一分钟，这种"逃离现场"也可以理解为是新手爸爸面对压力的一种体现。

我在临床咨询中明显发现，男性不愿接受心理咨询，这也是研究中发现当男性在经历产后抑郁时，容易发生的一种行为策略。男性很难面对陌生人承认他们内心的脆弱，无法应付的关系，对工作和自我的巨大影响。因此，许多人通过滥用药物进行自我治疗，还可能通过酒精、游戏成瘾等方式"修复"他们的痛苦。显然，这些并不是明智之举。

所以，新手父母们在产后最重要的就是相互陪伴和支持，一小步一小步地去实践自己作为父母的育儿技能。在产后生活中，有压力一起讨论、一起面对、一起解决，会增强双方成长并适应新角色的信心。无论是谁经历产后抑郁症都不是可怕的事，最可怕的事情是我们在经历痛苦却无人回应。

围产期心理关键词：围产期抑郁症

早在公元前 400 多年希波克拉底就发现了产后女性的身体会出现不同的状态，比如发热、躁动、麻痹和感觉缺陷等。19 世纪伴随着心理学的发展，孕产阶段的心理问题也进入了关键性的探索和发展阶段。

1858 年，名叫路易斯·维克多·马尔斯（Louis Victor Marce）的法国精神病医生撰写了第一篇关于产后心理疾病的论著，并且在之后还以他的名字命名了一个研究产后抑郁的学术支持组织；1952 年，美国精神病学会出版《精神障碍分类与诊断标准手册》第一版，对当时出现的各种心理和精神疾病的症状进行了定义并提出了一系列的诊断参考；1994 年，在《精神障碍分类与诊断标准手册》第四版中，产后精神类问题正式加入了其中的分类说明，并被首次定义。

伴随着临床的深入探索，产后抑郁症的发生成因、干预时间以及干预方式也呈现更丰富的实证。2013 年，在修订后的《精神障碍分类与诊断标准手册》第五版中，整合了原来"产前抑郁症（antenatal depression，AND）"和"产后抑郁症（postpartum depression，PPD）"的概念，统称为围产期抑郁症（perinatal depression, PND）。

在手册里提到的"围产期"与医学上对围产期时间范围的定义还略有不同，是指从妊娠开始，而产后所指的时间在实际临床中扩大为产后 12 个月，在此期间发生的任何不同程度的抑郁，都归为"围产期抑郁"。这个定义充分考虑了女性在怀孕、产后或哺乳期中每个阶段的心理健康风险，而这样的整合也让我们有机会以更连续性的视角去看待生育周期心理健康的挑战。尽管"围产期"的时间限定在不同国家的实施指南和定义中会存在一些不同，但不妨碍围产期抑郁症已被共识为"全球范围内的公共卫生问题"。

围产期抑郁症的临床症状

心理症状	身体症状
·几乎每天大部分时间情绪低落 ·内疚感、绝望感和无价值感 ·减少兴趣和娱乐活动，包括性活动 ·自杀念头 ·过度关注婴儿健康 ·对婴儿的严重妄想	·睡眠障碍：失眠或嗜睡 ·食欲或体重变化 ·精力下降，无法解释的疲劳感 ·注意力难以集中 ·精神运动障碍

摘自《精神障碍分类和诊断标准手册》第五版。

2. 母乳喂养好也可能导致产后抑郁

尽管我不是语文老师，但在讨论这个主题的时候，我会不由自主地咬文嚼字来澄清一些误会：母乳喂养是一种以母乳为主的喂养行为。也可以分开来看，如果重点是讨论喂养方式，那么喂养方式可以是多选项，母乳是母亲的选择之一，但不是必需的选择。

在咨询中，有妈妈回顾自己的授乳经历时曾对我说："当我累到自己都想哭的时候常常会想：为什么只有人告诉我母乳喂养好，却从没有人对我说'你可以选择不母乳'的话呢？"对此，母婴关系的研究者马歇尔·克劳斯说："对父母双方来说，用奶瓶给婴儿喂奶也是一种温暖和关爱的体验。重要的是把婴儿抱在怀里，看着婴儿，这样喂养就变成了一个团聚的时刻，而不是一种没有人情味的体验。"

此时此刻，我想有必要声明一下个人对这件事情的态度：我是母乳喂养的支持者，并且认同母乳喂养对母亲和婴儿在身心健康方面产生的积极价值。同时，我也得对母亲们明确我的态度：乳房是母亲身体的一部分，我支持每位母亲都能够为自己的身体做决定。

之所以会这样强调，是因为在日常的咨询中看到了太多妈妈带着与母乳喂养相关的巨大压力和自责。无论是科普舆论还是亲近的朋友家人，很多时候会把"母乳喂养"与"好妈妈"简单粗暴地等同起来，言下之意似乎就是"不母乳＝不是好妈妈"。这还不是最糟糕的，有的妈妈听到"你不喂母乳孩子跟你不亲"时会立刻被点了死穴。毫无根据的道德枷锁让一个刚开始做妈妈的女性不知所措。

国内有很多研究对"不母乳喂养"的原因进行了分析，但多是停留在"乳房问题、怕身材变形、没有足够的母乳知识和指导"等层面上，这只是我们所见的冰山一角。从围产期心理咨询师的咨询经验来看，母乳喂养的结局可能还与代际的喂养模式有关（外婆和母亲是否母乳喂养的经历会影响我们的授乳态度和结果），与过去可能经历的分娩创伤有关，更可能与无法察觉的母婴联结障碍有关……因人而异也因事而异。这些隐藏的原因对于非专业人士的家人甚至母亲自己而言，如果不去深入探索可能永远都不会被了解。

研究分娩创伤的贝克教授在她的研究中，发现了分娩创伤与母乳喂养的相关性。比如，分娩让很多女性感觉到身体被侵犯，尊严被剥夺，所以她们需要夺回对自己身体的控制。因此，有的妈妈说："我讨厌每个人抓我的乳房……当我给孩子喂奶时，我觉得这是对我身体的又一次侵犯……我想尖叫更想呕吐。"经历过创伤性分娩的妈妈在母乳喂养时的痛苦和困扰是："哺乳姿势会让我想起早产的孩子在医院里被放在我身上时没有呼吸、脸色发青的恐怖样子……"还有一些妈妈在分娩过程中经历了手术，也会影响母乳喂养，比如会阴切开术、剖宫产伤口以及乳腺炎等引发的疼痛，都会导致母亲拒绝母乳喂养。

近年来，我国越来越强调产前和产后抑郁症的筛查，这对处于围产期阶段的母亲们当然是一个重要的心理健康促进手段。而在对母乳喂养与产后抑郁症这两个产后重要事件的交叉研究中，也发现很多值得我们关注的结论：对于母亲而言，产后的确有比母乳更重要的事情——照顾好自己的身心健康。

结论一：计划母乳喂养的女性在母乳喂养后会大大降低产后 8 周内患抑郁症的风险。

这个结论最核心的机制是因为母亲在母乳喂养中获得充分的"控制感"，换句话说，这事的性质跟"梦想成真"一模一样。你想想，当你想要做的事情达成了，内心的自我效能感一定会增高，也会感觉更胜任自己的新身份，也更能够主动发展自己成为母亲的能力。产后妈妈和宝宝的身体是相互作用的一套精密机器，一旦正向运转，效果一定加倍：妈妈的身体恢复良好、情绪稳定，催产素和催乳素都正常分泌全力修复身体；宝宝体重增长得好、发育好，与妈妈的互动好，又进一步促进了母婴联结的质量。从心理健康的角度解释，用母乳喂养自己的孩子是母亲的一种自我抚慰，能够促进她们恢复对自己身体的信心并提高自尊程度，可以展示她们在做母亲方面做得很好，所以她们对母乳喂养很渴望。

结论二：如果新妈妈在分娩前就"不想喂养母乳"，那么母乳喂养可能增加产后焦虑和抑郁的风险。

基于这个结论，一个场景特别需要被关注，妈妈产后在医院的时候，无论是助产士还是月嫂都会按部就班地帮助新妈妈进行母乳喂养，恰巧新妈妈乳汁分泌充足，也许只是几分钟就很顺理成章地完成了"早吸吮和早开奶"。而这件事情在一个本不打算喂养母乳的妈妈的内心中是："全世界的人都和我对着干，我不想做的事他们都让我做了，我做不了我自己想做的决定。"这种心理常常是产后妈妈们非常多见的痛苦。如果这位妈妈在分娩过程中也经历了身体的失控，那么看起来"水到渠成"的事情，可能就成了压倒她心理健康的最后一根稻草。我们看到的是孩子吃上了母乳，但没看到的是，母乳之后的育儿生活是未经新妈妈充分计划过的，她的睡眠、母乳喂养技巧和可用的知识以及母乳喂养可能经历的一些身体挑战都时时将她湮没在"我不想和我不行"的痛苦中。

结论三：如果新妈妈想喂养母乳，却无法达成母乳喂养，也会增加产后患抑郁症和焦虑症的风险。

这是典型的个人目标和预期落差导致的消极心理状态，对于计划与结果完全相悖的妈妈而言，因为没有达成对自己和对外部承诺的目标，可能由此引发自我贬低（我不是一个合格的妈妈）甚至是对孩子的内疚（我无法给孩子母乳），快速被卷入更深的产后不良情绪甚至产后抑郁的旋涡中。

解决方案也相对容易，以妈妈的需要为中心，看到她的需求并帮助她解决实质问题。首先要做好预期管理，听听母亲对这件事的目标是什么，为她进行全面的身体以及资源的评估，让她知道自己拥有多少达成目标的可行性。其次要做好过程控制，这就需要通过充分的学习来掌握母乳喂养的知识和技巧，同时建立和增强信念，在技能上过关可以更好地提升母乳喂养的体验。最后要及时调整心态和解决问题。这需要专业的支持者或支持机构在妈妈需要的时候提供有效的帮助，一种帮助是通过调整建立更好的母乳喂养关系，另一种则是通过调整帮助妈妈和宝贝完成断乳。总之，拥有并感觉到支持的妈妈情绪状态越稳定，对于宝宝长期的身心发展越有利。

这里我还想与你说一些例外情况。

有一些口头上坚定母乳喂养的妈妈，她们以"女人天生会哺乳"的传统观念支撑自己，一旦新生儿出生后，在面对各类母乳问题束手无策之后最终只能被迫放弃。这种过度的乐观让她们忽略了在母乳喂养观念之外，对母乳喂养基本知识的掌握以及母婴互动和技巧的学习才是最终母乳喂养成功的核心要素。因此，作为一个围产期心理健康领域的科普工作者，我不会去教妈妈们母乳喂养的技巧和知识，但我会评估她们信念的真实性、达成愿望的强烈程度以及目标的可达成性。这会把她们从一个单纯的只用脑发愿嘴发声的人，变为一个为自己的愿望用身体去行动的人。

上海红房子妇产科医院通过在线调查得到的一组数据显示：母乳喂养基本知识和专业指导的缺乏成了阻碍母乳喂养的主因。参与调查的断奶妈妈的统计结果显示：只有 46.56% 的妈妈达成了自己的母乳喂养目标。

最后关于母乳喂养我想提醒所有产后妈妈的是，无论你的母乳体验如何，你都需要关注一件事情，不管你打算何时停止母乳喂养，在进行离乳的时候请务必关注你的情绪变化，因为停乳会导致体内激素的波动，也会令新妈妈产生焦虑和抑郁情绪。由于断乳也是妈妈与宝宝情感联结的一种分离，在离乳时很多妈妈比宝宝有更多的失落感。

有相当多的妈妈因为没有选择给宝贝进行母乳喂养，最终会在孩子长大经历了一些事之后明确表达自己的后悔和遗憾。作为一个陪伴者，从心理健康的角度我想表达的是：在那个时刻，你一定是经历了一些困境也基于当时的思考，做了那时更适合自己的选择而已。选择没有好坏对错，只是适合而已。

作为一位妈妈，如果说起母乳喂养时，你的原因强调是为了孩子，是为满足家人的愿望，是因为"看别人喂母乳所以我也喂母乳"……那么，我想问问你，在努力为别人做了那么多的同时，你为自己做了些什么呢？你是否感受过身体的舒适程度，你是否对那些令自己不舒服的事情说过"不"，你是否遵从过自己的内心去做一次决定……我们看不到自己的时候，便无法感受自己的愿望，便无法为自己发声，更无法捍卫和保护自己的权利——这世界没有人比我们更有资格为自己的身体去做选择和决定：母乳喂养或者不母乳喂养；背奶或者不背奶；母乳喂养 3 个月或者 3 年……以及关于任何一件事情的做与不做。只有我们忠于自己内心的选择和想法，才能够坦然面对一切选择的结果。这便是内心成熟的力量。

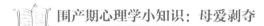 **围产期心理学小知识：母爱剥夺**

母爱剥夺（maternal deprivation）是生物界一种很泛化的现象，在农场、实验室、动物园中的动物们都经历过某种形式的母爱剥夺。比如初生的小狗、小猫、小羊会在还没有断奶的情况下被人为地与它的母亲分开。同时，在人类社会中诸如孤儿院、收养所的这类场所中也存在同样的现象。因此，这一行为不仅引发了动物学家的研究兴趣，也会被心理学家关注。

在 20 世纪心理学界涌起的针对母婴关系的研究大潮更是尤其关注这个主题。其中一个重要的学者哈里·哈洛（Harry Harlow），在他著名的恒河猴实验中改变了"母爱"在实验室内外的地位。他观察了小恒河猴与两个"代理"妈妈（用绒布包裹和铁丝制成的玩偶猴妈妈）之间的互动。他的实验表明，即使是"铁丝妈妈"给小猴提供了牛奶，但小恒河猴的大部分时间都在抓着"绒布妈妈"。哈洛传递的主张是：婴儿时期的护理对成年后的心理健康至关重要。而他的研究也印证了其他学者的观点——母爱是一种生理需求，是孩子充分发展的必要因素；对母爱的剥夺会造成儿童的情绪发展有毁灭性的后果。

依恋理论的提出者英国精神病学家和精神分析学家约翰·鲍尔比（John Bowlby），就是哈洛母爱剥夺理论的支持者之一，鲍尔比在 1951 年所著的由世界卫生组织发布的报告《产妇护理和精神健康》（Maternal Care and Mental Health）中，也专门讨论了母爱剥夺以及其给儿童带来的负面影响。

婴儿和幼童应该与他的母亲（或永久的代母）体验一种温暖、亲密和持续的关系，在这种关系中双方都能找到满足和享受，孩子缺失这种关系的情况被称为母爱剥夺。这是一个涵盖不同情况的通用术语，即使一个孩子住在家里，如果他的母亲（或永久的代母）不能给他所需要的关爱，他也会经历母爱剥夺。同样，一个孩子离开母亲的原因是他被另一个人照顾，这也是一种相对温和的母爱剥夺。

鲍尔比将母爱剥夺划分为完全剥夺和部分剥夺，母爱剥夺产生的不良影响也会因程度而异：会影响儿童的身体和智力发育，在情感和社交方面都会有所体现，比如孩子会更暴躁、更焦虑，有更强的占有欲，或出现情感冻结（僵化反应），对外部的刺激没有反应。同时还发现，经历母爱剥夺的孩子受影响最明显的是对语言的理解和表达能力都更为迟钝，而神经肌肉发育比如行走、其他运动和手的灵活性较少受影响。

孩子在经历与母亲分离后会在行为和情感上发生上述戏剧性和悲剧性的变化，但当这些孩子从医院回到家庭或被安置在一个好的家庭后，变化又是惊人的，各种症状会迅速消失，智力也可能出现追赶式的发育。

母爱剥夺有可能是母亲缺乏经验导致的，也可能是限制母亲行为或者是母亲处于一种限制性的环境下导致的。这些发现都为我们在产后母婴护理方面的研究与优化带来了持久性的影响。

3. 产后依恋：小婴儿也会有抑郁症

人类婴儿一出生就会启动他与母亲的互动程序。出生几个小时的新生儿会有选择地对母亲的声音做出反应，这是他在子宫里听到的声音；婴儿会优先适应自己母亲的乳房气味，区别于其他妈妈的气味。

另一种程序也在人类母亲身上有明确的呈现。她们会照顾新生的后代，就像其他灵长类动物一样，她们会发声、抚摩、拥抱、护理、抚慰，专注地看着她们的新生儿。人类母亲与新生儿接触仅 10 分钟，就可以辨别自己的孩子与其他新生儿不同的气味，一天大的新生儿的母亲可以在照片中辨别出她的孩子。

因此，从生命的第一天起，母亲和婴儿就开始进行亲密的互动行为。妈妈看着宝宝，宝宝看着妈妈；宝宝哭，妈妈抚慰；妈妈发声，宝宝咯咯地笑。这种交替互动的母婴反应，是健康母婴二元关系的特征。安全依恋关系的其他标志是眼神交流的数量、积极情感的存在（如微笑）、发声和玩耍。处于健康状态的母亲会对婴儿发出的痛苦声音做出反应，并通过喂食、拥抱、摇晃和其他措施来应对孩子的不适。这一切的互动反应是母婴之间建立依恋关系的重要元素。对于一个刚刚出生的宝宝而言，他生命最初的半年基本是建立安全依恋的"敏感期"。

约翰·鲍尔比提出的"依恋"，不仅是孕育、养育和教育界的热词，更是心理学领域的核心词汇。简单来说"依恋"是父母与宝宝之间照护与陪伴的关系，这也令大多数人单纯地认为"陪伴＝依恋"，而事实是，陪伴的过程和质量才是重点。依恋除表现为一种母婴之间的互动关系外，还会影响婴儿大脑功能的发展，关系到内分泌系统的运作，更会影响一个人终生的关系模式甚至是情感健康和心理健康。

新生儿与父母建立的依恋系统也被比喻成免疫系统的心理版本。它的存在被认为能够对抗和缓解压力。因此，为了让这个免疫系统能够在出生之后持续地支持自己的成长与发展，新生儿一出生就具备一套强化依恋的报警系统。一旦宝宝感觉不到照护者在自己身边时，报警系统就会拉响"警报"，以号啕大哭的形式发出"求救信号"，意思就是在警告照护者"你快回来"。不得不说，小婴儿的这股力量相当有魔力，除了能够把妈妈重新叫回身边，新妈妈一听到宝贝的哭声还会出现乳汁的喷射反应来喂哺婴儿。

小婴儿，实在是太会了。

所以，在此我也提示新手妈妈和爸爸千万不要简单地以为，你陪在宝宝身边就能让他产生充分的安全感。研究发现，如果照护者与宝宝在一起，但是完全不和宝宝产生情感互动时，依然会导致宝宝心跳加速，体内压力素增高甚至情绪崩溃。

在 20 世纪 70 年代由爱德华·托尼克（Edward Tronick）教授及其研究小组进行的一个著名的"静止脸实验（still face experience）"中，就明确阐述了母子的情感互动机制。实验中，一位妈妈先与自己的宝宝面对面地正常互动，这时宝宝的状态一直是稳定且愉悦的。实验开始，妈妈依然面对着宝宝，只是变得面无表情，不再对宝宝做出的动作和发出的声音有任何回应。没一会儿宝宝的状态就发生了变化，开始故意发出笑声或叫声、做鬼脸、舞动双手等吸引妈妈关注自己，到最后都无法得到妈妈的表情回应，于是宝宝开始尖声哭泣。

这个实验带给我们最大的震撼是，婴儿期的孩子就已经开始有明确的情感需求，与自己的父母和照护者在一起时，他们渴望得到温和而积极的情感回应，在得到满足的情况下，孩子会表现出快乐、积极的心理状态；而孩子的情感需求得不到满足时，就会表现出沮丧、焦躁的情绪，最终甚至崩溃。这样的模式日复一日并且父母完全没有觉察和调整的时候，就会导致孩子的情感一直卡在那种糟糕的状态之下无法发展，形成不安全的依恋关系。长此以往，孩子的情绪可能会演变成用冷漠代替恐惧，用麻木代替悲伤，最终形成抑郁型人格。

对于妈妈们而言，这样的结论似乎无形之中会加重内心的焦虑："如果我无法做到时时次次都回应孩子的情感诉求时，岂不是又成了我的错？"

对此，爱德华·托尼克教授也在实验后总结了三种情况：第一种情况是，当婴儿偶尔遇到挫折或父母有短暂的坏情绪，并不会影响孩子的成长；第二种情况是，当婴儿受挫时妈妈若是积极地反馈和安慰，也会陪伴他度过坏情绪与社交危机，在内心重获安全感，愿意与外界再次发生互动；第三种情况是最糟糕的，来自父母的漠视，持续忽略婴儿的情感需求，就可能使婴儿形成难以发现的创伤性体验。所以，做有觉察的母亲，及时修复并帮孩子重获安全感更重要。

事实告诉我们，无论是依恋还是联结，这一行为的发生需要母子双方积极地参与才可以达成，并且双方都能享受其中，彼此滋养。当妈妈处于健康状态之下，在与婴儿互动的过程中，不仅能够支持婴儿在安全状态下去学习和探索世界，还可以让他们在情感上发展出越发稳定的调节能力，逐步自如地去面对有挑战的生活场景。然而，如果母亲们在产后进入了抑郁状态，便无法保持这种母婴关系中的正向回应，也无法支持婴儿获得智力以及情感能力的发展。

那些长期与抑郁的妈妈在一起的小婴儿可能会怎样？

过去几十年的大量研究记录了抑郁症母亲的异常行为。因为患有产后抑郁症的母亲较少微笑，也没有更多的意愿去与自己的孩子互动、游戏和身体接触，抚摩和拥抱更少。对于一直渴望妈妈的小婴儿来讲，最终也会习惯回避母亲以及呈现没有活力的状态。同时，处于抑郁当中的母亲们会更少地与婴儿说话，这对于需要通过大量感受和信息来促进发展的婴儿大脑来说，无疑是一种破坏性的打击。而抑郁严重的母亲可能变得更加冷漠、孤僻，对孩子的任何呼唤都没有反应。

当母婴没有互动，情感无法流动，健康的母婴关系基础就无法建构起来，形成的累积效应是：在抑郁的二元关系中形成受损的母婴关系。除此之外，还可能会出现抑郁的婴儿。

作为母婴关系领域中的重要学者，勒内·斯皮茨（Rene Spitz）在1946 年提出了婴儿抑郁症的概念，他基于对 6~11 个月大的孩子的观察发现：这些孩子在上半年与自己的主要照护者已经形成了安全依恋的状态，但后来由于住院而与主要看护人分离，孩子很快变得忧心忡忡，泪流满面。如果继续分离，他们在行为上就开始变得自闭。他们的哭声渐渐平息，对食物的兴趣减弱了，运动活动减慢，越来越多的孩子对社会交往没有反应。

对于产后的母亲而言，她在产后的任何阶段都有可能会出现产后抑郁症，所以，无论是"早发生"还是"晚发生"抑郁症的母亲，她的孩子都有患婴儿抑郁症的风险，如斯皮茨在其研究中观察发现：当母亲被抑郁的阴影包围，她的孩子也会退出社会交往，食欲和活动水平、言语、眼神交流和积极互动能力都会下降。

除上述的影响外，还会给小婴儿带来一系列的其他影响。阿克曼（Akman）等人发现，母亲抑郁的婴儿更容易出现肠绞痛，并且母亲抑郁的婴儿在第一个月腹泻的频率会增加。这些研究并非空穴来风，是基于1998年美国神经生物学家迈可尔·葛森（Michael D. Gershon）首次提出"肠脑"的概念，发现人的情绪与肠胃系统之间有密切关系。简单地描述肠脑理论，就是在讲人类的肠道中存在大量复杂而密集的细胞和神经递质，在情绪感受能力方面和大脑非常相似。想想你在感到紧张或者害怕的时候，可能会食欲缺乏，肚子不舒服，会拉肚子或是排气，这也被定义为一种肠应激综合征。同时，"肠脑"也会在我们开心的时候工作，我们常常会食欲大增。这是因为人体中95%的5-羟色胺和50%的多巴胺产生于肠道，这些都是让我们产生快乐和愉悦的重要伙伴。

当小婴儿发生情绪性肠绞痛的时候，就会有持续的哭闹，因为他又疼又害怕，只能通过这样的方式"呼唤"自己的母亲。然而，这可能恰恰会加重母亲的抑郁情绪，这些哭闹会令处于抑郁的母亲没有耐心甚至更加烦躁，所以这也被认为是虐待婴儿的直接诱因。研究发现，抑郁的母亲更可能使用严厉的惩罚，如扇婴儿耳光，甚至故意激惹婴儿哭闹而不理他。

在没有干预的情况下，抑郁的母亲和无助的小婴儿之间的依恋关系会被无情地破坏，那些与产后抑郁的母亲在一起的小婴儿，在幼年时仍然表现出不安全的依恋，还表现出语言能力和认知发展能力的下降。可能你会奇怪，不安全的依恋为何会影响孩子的智力？这一切都与人类大脑发展的进程及其发展条件密切相关：早期是人类新生儿的大脑最重要的发展阶段，这个过程有赖于大量的信息输入和刺激。然而，这只是孩子主动学习的次要条件，发展人类学习能力的首要条件，是大脑需要感觉到充分的安全。当大脑通过身体、环境以及情感状态感觉是"安全"时，大脑的"学习频道"才会打开然后充分地吸收知识。

如果小婴儿在生命早期发展过程中，感觉不到母亲的陪伴，不是饿着就是冻着，或者总听到妈妈的哭声和父母的吵架声，他的大脑就一直处于高压的状态中，打开的就是"战斗或者逃跑"的"生存频道"。大脑也会因此分泌大量肾上腺素和皮质醇来应对他正在经历的痛苦，而这些神经递质的过量分泌起到的作用会让我们跑得更快，同时会抑制大脑的"学习频道"工作，所以就会造成孩子在语言、认知、运动等一系列智能发育进程的阻滞。如果孩子长期持续地处于这种"生存频道"，那就形成了长期的情绪过度反应，会形成多动症的高发。这个长期影响甚至还会蔓延到青少年期，他们会表现出更多的行为问题和焦虑情绪。

在这里，我想郑重地表达我的态度：没有一个妈妈想要经历产后抑郁情绪或患产后抑郁症，如果你有消极低落的情绪，首先是很正常的事，其次你也不必因为自己有不良的情绪而感到内疚和自责，你根本没有做错任何事。

如果我们对自己经历的不良情绪变化有所觉察，同时你又不希望影响孩子的身心健康，那么建议你在出现情绪波动时，先暂时让家人照顾宝贝，相信他们也可以把宝贝照顾得很好，同时你可以找个安静的空间稍坐一会儿，做几个深呼吸，把自己的情绪调整到一个稳定的状态，甚至可以睡一觉。除此之外，我们可以在家里开展的对于妈妈和宝贝非常有价值的一件事情就是：大量的皮肤接触。其效果堪比心理治疗。

第一种皮肤接触的方法是，当妈妈有精力且情绪也处于稳定的状态时，可以完全不必说话，只需要在宝贝的身边，看着他并轻轻地抚摩他，也可以伴随着一些自己喜欢的音乐调整抚摩宝宝的节奏。这本身就是一种极好的有治疗性作用的家庭干预方式。对此，美国迈阿密大学米勒医学院触觉研究所给了我们重要的提示：出生后的宝贝被轻轻抚摩后，会变得更加放松，睡得更好，变得更积极和活泼。被触摸的宝贝体内压力激素急剧下降，同时免疫系统产生的防御细胞增加，这也意味着宝贝对外界的适应能力将变得更强，体质也会越发优秀。

第二种皮肤接触的方法是，可以请专门的按摩人员为产后妈妈提供皮肤按摩，当然，如果伴侣能够代劳也是一件极好的事情，皮肤按摩是一种很好的情绪调整方式，目前通过按摩疗法来干预和治疗产后抑郁症的研究也很多。按摩可以调整情绪的机制也是基于皮肤感受器和神经系统相互作用的效果：皮肤不仅是保护身体的防御器官，更是覆盖身体的巨大感受器。通过轻轻地按摩，会激活皮肤上大量的神经末梢，并大量分泌令我们感觉舒适和愉悦的内啡肽，而且皮肤接触也是一种非常重要的社交方式，亲密的人之间通过抚摸还会产生催产素，这种被称为"拥抱素"的激素令我们在内心感觉到被爱、被接纳，令我们更加平静。

在家里通过按摩疗法主动干预固然是一种积极的应对方式，但不一定适合所有正在被产后抑郁症困扰的妈妈和家庭。在必要时需及时地找到专业人士为我们提供更适合的解决方案，陪妈妈和宝宝更快地恢复良性的、健康的、互动的依恋关系。

围产期心理关键词：母婴联结障碍

最早提出这一概念的学者是莱·布罗金顿（Ian Brockington），在他的研究中，追溯这种母亲因为不接受甚至仇恨自己的婴儿而导致婴儿被虐待的事例，最早出现于 1845 年一位法医病理学家报告的死亡的 6 个月婴儿案件中。在 20 世纪末他提出这类母婴关系失调的问题时，并未得到临床医学界的关注与接受。直至 20 年后，才引发了围产期心理健康领域各国专家的回应与呼吁：母婴联结障碍（Mother-Infant Bonding Disorders）的心理问题，是围产期心理健康领域中最重要的世界性问题之一。

研究发现，母婴联结障碍在孕期就有迹可循，在产后也会有不同的行为体现。一个很典型的特征就是妈妈对这个胎儿或婴儿有排斥行为，这种行为可能会从孕期到分娩到产后都以不同的方式呈现。比如，她会想尽一切方法不让其他人知道自己怀孕了，甚至已经可以看出怀孕的特征但依然否认自己怀孕的事实。产后她会主动回避对孩子的日常照顾。严重的时候，会认为这个孩子就不应该出现，甚至会存在极端想法或期待发生一些意外事件，让这个孩子合理地"消失"。

导致母婴联结障碍发生的个人因素，与意外怀孕、较低的家庭和社会支持、较低的经济水平均有相关性，与在分娩中经历创伤性的体验以及不良的母乳喂养也存在相关性。另外与婴儿自身的情况也有着密切的关系，比如婴儿的健康状态、性别以及出生顺序。

目前针对母婴联结障碍的问题也有一些干预措施，专家最常推荐的是游戏疗法，让妈妈跟孩子一起进行游戏，在过程中通过声音、视线和肢体的互动，可以慢慢地培养和增进母亲与婴儿在一起的感情和时长，增加更丰富的互动，从而让母婴关系进一步修复。还有一种就是婴儿按摩疗法，其效果在反复的循证实验中被确认。

在 21 世纪的中国，一部分年轻的母亲正花大价钱"人为破坏"印刻在基因里的母婴联结；"月子经济"的崛起，也在以"服务"之名将支持婴儿心理和情感健康的母婴联结强行切断。

我并不觉得月子会所的存在有错，当母亲和家庭有需要时即为合理。只是我认为专业产褥期护理服务的设置以及对母亲的支持，应该选择退后一步——不是替代母亲去亲力亲为，而是支持母亲去实践、体验和感受。这个过程是她自己和孩子人生中重要的组成部分，不应被忽略或剥夺。

4. 月子之"仇"：产后妈妈放不下的四件事

这是前几年发生的真实事件，事件的主角是一位 26 岁的产妇，因为月子期间被母亲禁止玩手机，得了严重的产后抑郁症，萌生了要带孩子一起跳楼的可怕想法，并警告母亲如果再阻止自己玩手机就要实施极端行为。当时这条新闻引发了很多社会舆论。在这些真实的生活事件中，有网友将产后妈妈出现的情绪波动和情感冲突称为"月子之仇"，还真是很生动。在这里也想做个"嘴替"，说说产后妈妈放不下的四件"心头怨念"。

第一个怨念是因为月子期被强行隔离社交而产生的。很多产后妈妈对自己月子期的描述就是"封闭在家一个月，每天感觉自己就是一个喂奶机器"。对于产后妈妈而言，因为坐月子只能在家又出不去，因此她的手机其实就是她跟朋友、跟同事们进行情感互动的一个纽带。如果被人突然强行没收了手机，相当于强行社交隔离加关小黑屋。

有很多妈妈回忆自己的月子时都有非常类似的体验："每天家人就是老三句'吃了吗，睡了吗，喂奶了吗'，一天天我就这样躺在床上，天亮时等天黑，天黑了盼天亮……简直就是另一种软禁啊，太煎熬了。"的确如此，中国生育文化中的月子模式虽然为妈妈恢复身体提供了非常好的支持，却忽略了产后妈妈的心理对于社交关系的渴望和需要。而在一些跨文化的研究中发现，无论是哪个国家，新手妈妈如果与生育过的女性交谈，对于有效消除产后女性对未来生活的焦虑和恐惧而言，具有药物治疗的效果。

理解了产后妈妈的心情，如果我们能尝试破解老一辈人的行为密码，也许会有更多的应对方式。对于老一辈人而言，他们都是从传统的"月子风俗"中过来的，甚至自己还经历了月子病。因此，也会用自己的习惯和经验来照顾新一代的媳妇或是女儿。仅从出发点和动机来看，每位长辈的初心都是好的。最大的冲突就在于老一辈人的交流方式方法实在有些简单粗暴。无论是婆婆还是妈妈，她们似乎忽略了生了宝贝的新手妈妈已经是成年人了而不是小孩子。

这也就顺势找出了第二个怨念：在月子里被家人强迫与控制。现在连小学生都已经会说"代沟"这个词了，代沟的意思就是一代人与另一代人之间的沟通鸿沟。不同的时期塑造了不同的生活规范，每一代人都会形成习惯并用自己的方式过自己的生活。这也是我在日常的咨询中最常听到的一种情况，很多准妈妈或准爸爸选择不告诉父母怀孕的事情，怕的就是父母冲到自己家打乱了自己的生活，最后不欢而散。也的确有一些研究发现，祖父母过多地参与甚至干涉小家庭的产褥期生活会影响产后妈妈的情绪状态。而在实际咨询中我也遇到过，产后妈妈情绪崩溃的原因就是母亲或婆婆对自己分娩方式的控制，对护理孩子的方法以及喂养孩子的方式的控制，甚至是自己和伴侣的生活习惯都被母亲或婆婆所控制。

带给我们特别重要的思考是，如果父辈那代人无法觉察自己正在将老旧习惯强加于他人，就常常会打着"一切都是为你好"的名义，强迫和控制已经成为父母的儿女要按自己的意志行事。这不仅是忽略更是不尊重成年儿女的独立性和自主性。解决的途径只有一条：就是我们需要跟父母谈，并且不厌其烦有礼有据地谈，反复地讲明立场划清边界，直到他们习惯和接受为止。否则，我们就成为那个纵容父母实施控制的人。爱不等于控制，这个课题是每个人的终生课题。不仅我们现在与父母之间要做，之后与孩子之间还要做。

第三个怨念是来自大家只关心孩子却忽略了产后的妈妈。这是大部分妈妈在月子中感到最为失落和悲伤的事情，作为经历了九月怀胎把孩子带到这个世界上的人，在生完宝宝之后，无论是伴侣还是家人，嘴里谈论的都是宝宝，在一些生活事件上所关注的也只有宝宝，关心他怎么吃怎么睡怎么玩，做任何一件事情的时候没有人问妈妈想不想、累不累、痛不痛，那一刻妈妈常常会怀疑孩子是否已经成了自己的"敌人"，甚至在咨询中也有妈妈会因此对宝宝表达恨意。

因为孩子的到来，夫妻双方将家庭关系中的序位严重忽略甚至错置。正确的是：夫妻关系第一位，亲子关系第二位，原生家庭的关系第三位。一旦关系中的某个人失序，就会给家庭带来混乱、痛苦和问题。比如，当丈夫躲到婆婆身后，触发的就是婆媳大战，破坏的是两代人的关系；反之，爸爸支持妈妈，妈妈就有足够的情感资源去呵护孩子，爱就顺利地流动起来了。

想把这件事情解决，相对而言还是比较容易的，越来越多的妈妈在生娃之前就已经与自己的伴侣约法三章，回家先看自己再看宝宝，聊天的时候先问候自己再问候宝宝，做决定的时候关注宝宝的健康，更要问询自己的意愿。这些明确且直接的指令，通常爸爸们执行得还都不错。妈妈们也发现，直接表达诉求和提出清晰的要求是最高效的。

第四种怨念被我总结为是一种暗戳戳地指向自己的恨。你听到会感觉奇怪吗？我怎么可能恨自己呢，逻辑不通啊。那我们换个角度确认一下，你是不是那种追求完美的人，是不是那种在任何事情上都要求自己做到最好的人，是不是那种对别人的看法特别在意，总希望成为别人眼中正确的那个人……如果你不是，那可太好了。

在我的日常咨询中，我遇到的妈妈基本在"做妈妈"这件事情上对自己永远高标准、严要求，不仅想成为符合所有标准的"金牌妈妈"，更希望自己在孕产养育的过程中一路坦途。这样最终导致的结果就是，宝宝出湿疹了妈妈会怪自己，宝宝呛奶了妈妈会怪自己，宝宝发烧了妈妈还会怪自己……在妈妈眼里，自己似乎是一个一无是处的人。所以，她会对自己失望，对自己不满，感觉自己毫无价值。

研究发现，完美主义作为一种人格特质，被认为是做事力求完美且伴随自我批判倾向的一种人格特质，完美主义可能会引起许多身心问题，在女性抑郁中扮演重要角色。研究者苏姗娜（Suzanne）和格拉伯特（Gelabert）在对产后抑郁症、进食障碍和完美主义个性的相关研究中指出：倾向于完美主义的个性可以作为产妇发生产后抑郁症的预测因子。

当然，如果你是"完美主义星"人，咱们下一小节见。

围产期心理关键词：完美主义

完美主义（perfectionism）代表了一类人的性格特质，并没有好坏对错之分。追求完美主义的人，对于工作、生活和学业都保持一种态度，擅于应对对各类事情细节的把控，减少犯错误的概率，倾向于极致卓越和优秀。这样的特质也有不同的类型。

一种是对自我要求完美。做什么都要第一，当自身没有完成既定目标时，便会产生强烈的不安和焦虑感；由于对自身的要求过高，因此也时常将自己置身于一个高强度、高要求、高标准的压力下，力求所有的事情都尽善尽美。一旦最终结果未达到要求时，便会产生焦虑和负罪感，就会进行自我批判和内归因，认为全都是自己的错。久而久之，会增加出现心理问题的风险。所以对女性群体的研究发现，压力特别容易成为完美主义滑向抑郁的催化剂。一旦减轻她们感觉到的压力后，完美主义者的抑郁和焦虑水平就能够有效地降低。

还有一种是要求他人完美。这样的完美主义者通常对他人有较高的期望和要求，甚至有时候提出的要求会令人感觉不切实际，这种情况会极大地影响自己与他人的社交关系，这就是我们在工作或生活中常常看到的"双标"：我可以做得不好，但你必须要做得完美。在育儿生活中特别多见，看谁都做得不好，做得不对，不顺眼，长此以往会破坏家庭关系，因此我们就需要做一些适当的、切合实际的调整，除接受自己做不到外，也得接受他人做不到。当然，请专业的人做自己不擅长的事则另当别论。

另外，还有一种是被外部的人或社会评价系统集成的完美。这种完美主义的人会根据他人或者社会的标准来要求自己，并希望自身符合外界对于自己的期待。特别是在孕产育儿阶段，有很多的母亲想把所有社会评价系统里对"好妈妈"的特质和认可都集于自己一身。医生说这样好她就这样做，助产士说那样好她就那样做，过度担忧自己的过错，对自身行为决策怀疑或不信任，更忽略了自己的个人条件是否适合。因此，一旦实际结果和他人的标准有差距，就会持续强化对自身的不满意、不容忍和不接纳，不仅否定了自我价值也导致了自尊降低而抑郁。

如果你认为自己是完美主义型的妈妈，那么也许你需要做的是尝试建立看事件的多元视角，发展处理问题的灵活性，充分相信你自己——你做的任何一件事情都不能轻易定义你。

5. 成为你自己：超完美妈妈 V.S. 差不多妈妈

完美主义的你假如看到上一节内容却并没有把这本书直接丢到墙角的话，那我们大概还有的聊。其实我自己也是完美主义者，在我看来完美主义也是每个人想超越自我的一种追求。所以，接下来我也想做一个小小的探讨，就是在成为新手妈妈的过程中，我们如何一边保持适当完美一边获得平衡之道。

这个社会塑造了很多完美主义的女性。她们对成就感有很高的诉求，喜欢一切尽在掌握的感觉，包括生育和养育孩子。她们日常很喜欢说"必须""一定""绝对"，所以她们不仅对别人能狠得下心，对自己更能下得去手。恰恰也是这样的"完美主义"不仅塑造了"女超人妈妈"们与这个世界交流的特有方式，她们本身也成为这个世界特有的一道风景线。写到这里，我脑海里竟然浮现出梅耶·马斯克（Maye Musk），她自己不仅是一个典型的女超人，作为埃隆·马斯克的母亲，也是一个"女超人妈妈"。

言归正传，我认为利用完美主义妈妈的特质和优势，支持她成为自己想成为的母亲，这可能比提醒她"完美主义者可能会产后抑郁"更重要。因为对完美主义妈妈而言，她的安全感来源于此，可以一起先保护她珍贵的安全感，直到她累了、腻了、想换个方式，那时候我们再换个风格也不迟。

作为完美主义的女性，通常她们对工作要求超级完美，对工作流程超级严谨，对产品细节超级严苛，对瑕疵错误零容忍，而这一切近乎完美的行动和口令，最终成为她们在职场上的黄金铠甲和每战必胜的兵器。"女超人妈妈"大多会享受或喜欢这样的角色设定，因为她需要获得控制感，并在其中享受内心稳稳的安全感和成就感，这不仅是她更是每个人都会追求的体验。那我们干脆就把这种模式直接套用到生育事件中来，姑且把生育孩子并成为妈妈这件事统称为"生育项目"，来看看要做些什么吧。

参与本次生育项目的共三人，自己、伴侣与孩子。这三个人的排序也是项目重要性的体现：先把自己规划妥当，再启动伴侣系统，最终一起面对孩子，这个逻辑是顶层设计思维，最终决定项目过程和结果。如果把孩子放在第一位，那么在生育项目中分分钟可能进入"丧偶式育儿"的状态。当我们内心准备好成为妈妈，并准备好去实践妈妈身份的时候，生育项目的动力就会源源不断地注入我们的内心和行为里。此阶段最重要的提示是：该项目不确定性太强，请务必提前做好项目能力评估以及对应的扩容和系统升级准备。当然，还有风险评估。

面对这么一个新且重要的高精尖项目，完美主义妈妈可以去研究项目本身，通常要看很多的孕产养育图书，去专门的机构学习，去听各种生育课程。这是一个极棒的成为妈妈的前期准备，因为只有当我们充分了解一

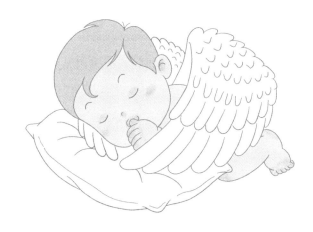

切的时候，才能精准判断快速决策，不拖泥带水。当然一定要提前与核心团队进行交流和磨合，毕竟不同的角色有不同的定位，也要有达标项目的重要能力，并且有一套特殊的沟通模式。

首先是伴侣，这是生育项目中的重要合伙人，启动不了合伙人的力量就意味着自己做项目会很吃力，所以"搭班子"就很重要。在孩子到来之前带着伴侣合伙人一起学习孕产育知识，一起深度了解项目，然后与伴侣合伙人一起"定战略"，比如产后生活中的陪伴时间如何分配、家务活儿如何分配、养育的规则如何制定。无论是工作还是生活，提前讨论是理性的磋商交流，是管理风险，而事发后讨论就可能因为情绪而沦为相互指责，就会伤害感情。孩子出生后"带队伍"的时刻到了，完美主义妈妈先学会各种育儿护理和陪伴技巧，然后教给伴侣合伙人，过程中正向反馈习惯是一定要建立的，越指责越失败，越无能越退缩，伴侣激励是杜绝丧偶式育儿的关键环节。此刻的重要提醒是：要给予伴侣合伙人个人育儿能力发展的空间和个人技能的练习时间，因为每个孩子的性格、人格与社交模式都是与爸爸妈妈互动学习的总和。如果完美主义妈妈总是要求伴侣合伙人严丝合缝像机器人一样地执行自己的指令，那么也在无形之中剥夺了伴侣合伙人成为"爸爸"的体验和成长机会，这很不人道。

其次是面对宝贝要做好充分的心理准备，孩子出生之后对完美主义妈妈最大的挑战就是与宝贝的语言不通。对完美主义妈妈而言，在工作中同样的话说两遍都是一个会发飙的场景，但此刻要提醒完美主义妈妈的是，现阶段务必精准地把频道从工作中调整到家庭中。育儿过程就是训练自己调频能力的好时光，不会调频意味着有可能在之后持续经历家庭与工作角色的混乱和能力不匹配的冲突。

因此，在面对宝贝的时候完美主义妈妈请切换到"妈妈频道"，妈妈的重要配置便会有所不同，也需要掌握新的能力。比如，妈妈要培养观察力和耐心，建立与宝宝之间的互动模式，一旦妈妈会倾听宝贝的声音和观察宝贝的肢体动作后，就会大大提升交流效果。又比如，妈妈需要进行阶段性的技能学习，无论是喂养模式还是教养方法都需要磨合调整。孩子每天都在成长，并且阶段性的特征和能力都有所不同，这个项目长度起码有18年。再比如，妈妈还需要持续成长，毕竟现在的孩子与过去不同，他们已经不接受唯家长权威的说教方式，所以，我们想要理解他们的行为和思想，与他们平等对话，就需要和伴侣合伙人去体验和探索这个有趣的项目。

一个发展稳定的孩子，是由情绪稳定的父母、结构稳定的家庭滋养出来的。

这样的状态常常是另一种样态的妈妈赋予的：差不多妈妈。我在与这些母亲交流的过程中提炼出一些她们的具体画像。

差不多妈妈明确知道母乳喂养是对孩子最好的喂哺方式，但当自己无法达成百分百母乳喂养的时候她会欣然接受，并且在内心她非常确认一个信念："没有达成母乳喂养并不是我的错；同时没有纯母乳喂养并不影响我很爱我的宝贝。现在这样也很好。"

差不多妈妈在日常照护中不小心让小宝贝红屁股了，宝宝不舒服得哭了她会难过，同时会默默地给自己加油："这是我第一次做妈妈，还好是个并不严重的小问题，相信宝贝会理解我这个新手妈妈的，之后我会更加注意，这样的问题一定会越来越少。"

差不多妈妈在第一次做妈妈的时候，没有对自己过度严格和苛求完美，她们更关注自己和家人当下能做的事情，也懂得先解决问题总结经验，之后规避问题，而不是沉浸在对自己错误的持续内疚中；当预期目标无法达成的时候，她们会选择接受结果甚至重新定位目标，而不是强迫自己在力所不能及的时候还必须要达成某一个事情。这也是我所说的"80

分妈妈"，她们知道把最大的善意留给自己，脆弱时善待自己，犯错时原谅自己，受挫时相信自己，做不到时放过自己。

这里所说的差不多妈妈绝非一位对生活苟且的母亲，而是悦纳当下做差不多的自己："今天的我就可以是今天的样子呀，每一天的我都在成为更好的自己以及更好的妈妈。"慢慢地，我们的心开始能容纳和理解更多人：宝贝是第一次做我们的孩子，他要熟悉这个世界以及新的爸爸和妈妈；先生是第一次做爸爸，他也在手忙脚乱里努力成为更好的爸爸；父母们也在调整，因为他们也都是第一次做爷爷奶奶呀……此时此刻，包容将滋养万物自由生长，家庭中不同的角色都欣欣向荣又形态各异。

围产期心理关键词：心理弹性

心理弹性（psychological resilience）也被称为心理韧性、复原力，指个体能够应对压力、挫折、逆境等负面事件的影响，保持生理、心理功能相对正常的过程。包括从创伤经历中的复原、克服生活中的各种压力、成功应对生活中的各种压力等状况。

这个概念最早是由美国心理学家安东尼（Anthony）于 20 世纪 70 年代提出，在此后的三四十年中，发展于心理学、临床医学、教育学、护理学等各学科之中，受到越来越多的重视也呈现出更多样性的研究模型，对于儿童、青少年到成人，对女性群体到老年人甚至患重大疾病人群均有广泛的应用。

对于非妊娠人群的研究已表明，个体良好的心理弹性是远离抑郁情绪或症状的保护因素。2023 年国内最新的研究发现，母亲在孕期良好的心理弹性对于分娩后与小婴儿建立亲子互动、降低产后抑郁症状有密切的关联。

首先，母亲作为婴幼儿的主要照护者，当她能够拥有积极的心理因素，比如良好的心理弹性和积极的情感互动时，对于促进婴儿身心发育和社交能力都至关重要，而消极情绪如抑郁会严重损害母婴关系。

其次，母亲孕期心理弹性高可降低产后抑郁症状。母亲的产后抑郁症状会明确阻碍她与自己的孩子建立亲密关系，无论是在情感亲密度还是在陪伴时长和陪伴质量方面均为较低水平。有良好心理弹性的母亲在产后，尽管可能会面临一些突发的事情，但当她具有更好的适应能力和应对能力，维持与家人和其他社交圈良好的人际关系时，就有可能及时缓解情绪波动，进而保持更稳定的心理健康状况。

研究者康菲尔德（Kornfield）等人发现在新冠病毒流行期间，母亲在孕期能保持良好的心理弹性，面对困境时有较好的情绪调节能力，能够与家人和医护人员保持更为合作而非敌对的关系，能够有意识地保护和照顾自己，这一系列行为都在促进产后母婴关系的正常发展。在神经生物学的视角也会看到，当母亲有较高的心理弹性并促进亲子互动时，可以促进体内催产素分泌并激活多巴胺，进一步改善母亲的亲社会行为，维持较高的亲子互动水平。

对于孕产阶段女性的心理弹性的研究也发现，当女性能够选择自己适宜的生育年龄、有效地提升社会经济地位、避免过多的二手烟的时候，更有利于建立较高的心理弹性。总而言之，健康生活是健康心理不可分割的一部分。

6. 二宝来了，感觉特别对不起大宝

这些年，我在为很多生育家庭提供孕期评估时发现，有相当多准妈妈是肚里怀着二宝心里焦虑着大宝。焦虑的原因基本集中在不知道如何处理两个孩子之间的关系。这的确是一个非常现实且让父母手足无措的问题。

作为一个出生在 20 世纪 70 年代的人，我很幸运有一个妹妹相互陪伴长大，也正因为从小我们就习惯于两个孩子之间的互动，后来她生了两个娃，我也没有听她说过关于"两个娃关系怎么处"的困惑。而"80 后"的家长就不同了，他们小时候基本都是独生子女，对于亲兄弟姐妹他们连经历都没有，就更别提感同身受孩子的内心。关于大宝要分出妈妈的爱给弟弟妹妹的痛苦，甚至有妈妈会说："这有什么好怕的，妈妈就是你的妈妈呀……"哎，就是因为无法理解娃的内心，妈妈在养育过程中的确可能发生很多无法预期的事情，大宝二宝之间的情感冲突会变幻成多种可怕的场景表现出来：争吵、打架、相互忌妒、暗自较量……总之，对手足相残的社会事件的恐惧就一直成为心中的阴影，久久停留无法消散。

因此，在这本书中我也专门设计了这一小节的内容。我们一起了解当家庭里有不同年龄阶段的大宝时，二宝的到来可能会引发什么样的变化，以及父母如何应对和获得专业支持。当然，还有另一个场景就是，如果产后妈妈出现了产后抑郁症，我们又需要做好什么样的应对准备。这是一个新的时代带给我们关于新生命的课题，也是一个新时代的家庭需要提前了解的养育之道。

一个新生儿的出生，对于一个家庭的影响是明确而具体的，绝对不会因为曾经有过一次当父母的经历而变得游刃有余，因为新宝贝的到来会重新分配父母的养育资源，会挑战父母对两个娃的陪伴技能，也会新建构一套四口之家的关系图谱。最重要的是，对家里的大宝也的确会产生或多或少、或大或小的影响。

在社会新闻中，我们常常看到的事实是，受伤害的孩子通常是那个最大的孩子，因为这个最小的孩子的到来，可能在无形之中会剥夺大宝很多已经习惯拥有的东西。特别是在小宝最初到来的几个月里，母亲对大宝的依恋和情感互动会存在明显地中断，这些悄无声息被改变的事实，对大宝的影响明显地会体现他的行为上。

对于学龄期或青少年阶段的大宝，对弟弟妹妹的出生最常见的一种反应就是退行性行为，所谓退行性行为就是指孩子的行为特征或心理状态会退回比较小的年龄阶段。例如，突然开始更多地模仿一些小婴儿的行为，比如吮吸拇指或出现尿床、尿裤子的情况，也可能出现对黑暗环境的焦虑或对陌生人的恐惧。还有一些大宝可能会用对二宝有攻击性的行为吸引父母对自己的注意，而更大一些的孩子不会攻击自己的弟弟或妹妹，但是可能会在学校出现打架、逃学的问题。我的母亲告诉我，在我妹妹出生后，有一次当妈妈喂她吃奶的时候，我偷偷地跑到妈妈的身侧，使劲地在妹妹的头上挠出了几道指甲印，以表达我这个大宝内心的愤怒。

除上面说到的一些容易观察到的行为外，还有一些比较隐秘的、需要父母多加关注的情况，比如大宝会表现出一些抑郁的症状，变得孤僻、更多地沉默或是独自哭泣。研究者发现，在一个功能运转良好的家庭中，当父母能够各司其职合理分配给两个娃的关注度，在看到大宝出现上述的一些行为或情感状态时，为大宝提供更多情感上的支持，那么大宝出现的这些症状都可能是暂时的，在几个月的适应期后会慢慢消失。

如果父母正处于照顾两个娃手足无措的状态之中，当大宝出现了异常的行为时，又因为父母自己的情绪问题而不能适当给予大宝更多的情感支持和陪伴，那么大宝的焦虑、抑郁或行为问题都可能会持续甚至恶化。

正是那些多子女家庭分享了因为生了二胎而经历了大宝出现的各种状况，才会令在考虑生二胎或正在孕育二胎的准妈妈有这么多的担忧。而这些担忧如果没有找到正确的理解和应对方法，有时候就会变得扭曲，妈妈内心对大宝的内疚就可能转化为对大宝的溺爱、纵容甚至是过度的控制。所以，最好的方法就是，准备要二胎的父母可以提前去了解和学习一下相关的知识和技巧，在二宝到来时不仅自己能够放平心态面对内疚，同时能够准备好方法和姿势，稳稳地接住需要共同成长的大宝。相信大宝能够在父母的陪伴下完成一个新身份的过渡，同时，也相信大宝和二宝会探索出一条最合适他俩的相处之道。

以上的讨论，是基于产后妈妈的身心状态良好、家庭秩序都处于发展的正轨上。接下来我们可能需要花点笔墨，在另一个前提下去讨论这个主题，那就是当一个妈妈处于产后抑郁（症）的状态之中，她和她的孩子之间，以及孩子和孩子之间又可能会出现怎样的风险和需要关注的重点呢？

想保护正在经历产后抑郁症母亲的子女，最重要的措施是及早发现母亲的抑郁症，并及时干预或治疗。

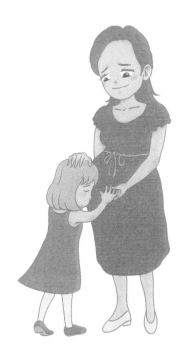

在产后这一章节的开篇，我们已经知

道在生育周期中抑郁症高发的女性有可能在怀孕期间就被查出。因此无论是在孕期还是产后，对于有抑郁症高风险母亲的监测都需要持续进行。而产后母亲的抑郁状态和特征也可能是千变万化的：拒绝与孩子在一起、持续的疲劳、睡眠不足、精力不足或易怒……当然还有很多其他常见的症状，如言语缺乏，冷漠或不安，表现出内疚和毫无价值感，缺乏自我照顾的能力……此刻可以注意的是，母亲的眼泪是一个发现妈妈处于抑郁的重要信号，也就是说，如果产后妈妈总是处于悲伤和哭泣中，就需要警惕了。

还可以从孩子的行为反应来看看母亲是否经历产后抑郁。小婴儿在 3 个月的时候，就能够感觉到母亲的抑郁。这个能力让我们不得不重新审视，如何为小婴儿的身心发展提供更好的环境。当母亲抑郁时，对于小婴儿来讲，那些正在消失或变慢、变弱、变少的来自妈妈的互动信息，无疑会让他成为一棵缺乏母亲之爱干涸的小苗，他因此变得反应迟钝、无精打采甚至面无表情……他的大脑发育和情感发展都因此而停滞下来。所以，一旦发现母亲产后抑郁了，小婴儿的护理必须由另一个成年人承担或监管，否则非常容易出现难以挽回的后果。

对于学龄前的儿童来讲，他们的反应通常会以破坏性行为展示出来，这些破坏性行为的范围从简单的发脾气、多动症到对立性的行为问题。稍小些的孩子还可能爆发出攻击性的愤怒，他们会更多地咬、打或扔东西。在行为上对立的孩子会变得更任性，拒绝按大人的要求去做，可能会在交流中打断、反驳，也可能会对父母、老师和其他成年人表现出明显的不尊重行为。

在研究中发现，母亲处于产后抑郁的学龄前儿童，其焦虑比抑郁更常见。常见的焦虑包括社交恐惧症（极度害羞），出现上学困难，不愿意去学校和选择性缄默。在这些焦虑症中，孩子通常只与家人和亲密的朋友说话，而不与外人说话，严重阻碍了社会化和学业成就，大一点的孩子可能会出现明显的成绩下降以及偷偷吸烟和喝酒的行为。那些出现分离焦虑的孩子，会非常黏自己的父母。我曾遇到过一个准备考大学的 17 岁的孩子，在知道妈妈怀孕之后，有一段时间每晚都需要睡在父母中间，否则就无法入睡。此类睡眠问题和突然变挑剔的饮食习惯在焦虑的孩子中很常见，他们还常常出现胃痛或头痛等身体症状。

一些处于抑郁的孩子，会更多地为自己流泪、无精打采以及自我孤立。虽然小孩子可能不完全理解死亡的概念，但他们会试图学习电影、电视中的一些方法伤害自己或让自己处于危险的境地，比如在头上套一个塑料袋，或者故意跑到有汽车的路上。有一个正上初中的孩子，他的母亲即将临产，他当着母亲的面站在阳台向下扔了一个多肉的小盆栽，当母亲和他说你这样做可能会砸伤楼下行人的时候，他很平静地说："我就是想感觉一下，我跳下去会花多久时间……"这样威胁性的语言也可能是这些青春期的孩子表达被忽略的愤怒的一种方式。

当母亲在经历痛苦的产后抑郁，如果家人发现家里的大宝也因此被卷入更令人担忧的状态中时，我们应该怎么办呢？

首先，无论母亲是否被诊断为产后抑郁症，家庭中的主要照护成员都需要保持敏感度，学会识别孩子们的行为特征，及早发现，及早进行评估、干预或治疗。对于反常的每一种行为状态都需要认真关注。

其次，针对抑郁和焦虑的幼儿和学龄前儿童的治疗通常包括家长参与，因此，这对家长的时间是一项重大的挑战。有时候治疗可能只针对孩子，因为抑郁和焦虑在婴儿、儿童和青少年中的表现各不相同，有各种适合不同年龄组的治疗方案。

再次，父母也需要持续地进行育儿技能课程的学习，课程不仅能够提供具体的方法，还会在父母之间提供人际支持，让他们感觉自己和孩子都不是孤立存在的。

最后，父母和孩子都有可能面临使用抗抑郁、抗焦虑药物的选择。这种处理方式一直都存在争议。为了缓和症状，精神科医生可能会选择给学龄前儿童和青少年开药以作为治疗的辅助手段。最终把父母推上了进退两难的境地，一些选择药物治疗的家长，可能会对"给孩子下药"感到内疚；反之，那些不同意药物治疗的家长，也可能会受到学校对孩子进行"特别处理"的困扰。

早期发现和治疗母亲的抑郁症对整个家庭的福祉至关重要。然而，治疗产后抑郁的母亲只是家庭健康护理中的一部分。产后抑郁症会夺走一个母亲的幸福、精力和能力。在这个阶段，她的孩子非常需要她。对婴儿来说，母亲抑郁的结果可能是毁灭性的，因为婴儿身体、情感和认知能力的发展都依赖于在出生后的前几个月与母亲形成温暖、安全的依恋。同时，当母亲变得抑郁时，幼儿、学龄前儿童、较大的儿童和青少年也有很大的风险，因为家庭和临床医生都关注母亲和新生儿，所以他们的情感需求得不到满足，身体变化也往往得不到关注。因此，无论孩子大小都应该给予更多的关注。

围产期心理关键词：家庭生态位

"出生顺序"顾名思义指的是孩子在家庭中出生的先后顺序。例如，长子女（最大的孩子）、中间出生的子女及幼子女（年龄最小的孩子）。综合多位学者的研究，出生顺序对孩子的性格、智力以及未来成就等，的确有一定的影响。

1932 年，奥地利心理学家阿德勒根据自己的心理诊疗经验，完成了其巅峰之作《超越与自卑》。在书中，他详细讲述了出生顺序的重要意义——孩子会根据自己在家里的不同地位，形成不同的心理暗示，并根据这种暗示，调整自己的生活风格。

在阿德勒提出这个理论将近 70 年后，美国心理学家法兰克·萨洛维（Frank Sulloway）在 1996 年提出"家庭生态位（family niche theory）"理论，他认为：先出生的子女比弟弟妹妹更聪明健康，也更自信。但他的观点遭到了很多科学家的反驳，认为他提出的例子都是偶然现象，并不能证明出生顺序与智商之间的因果关系。

2015 年，刊登在《美国科学院院报》（PNAS）上的一项集合了英、美、德三个国家，近 2 万样本人数的研究报告表示："出生顺序"与"人格特质之间"并没有存在任何显著的关联。然而，长子女的确在 IQ 测试中获得了比弟弟妹妹更高的分数。但老大的智商优势并非先天造就，而是后天形成的。

这些结论完美契合了社会心理学家罗伯特·扎琼茨（Robert Zajonc）和格雷戈里·马库斯（Gregory Markus）在 1975 年提出的汇合模型（confluence model），这个模型的核心概念是"智力环境"，即全家智力水平的均值。其中，父母发挥了决定性的影响作用，父母智商越高，孩子的智力发展就越好。最先出生的孩子在独享父母的日子里获得了高智力的关键因素是：环境促进和情感陪伴。作为老大，会常常在父母"你比弟弟妹妹懂得多"的激励下，产生积极的心理暗示，更自信、更努力、更多刻意练习，以保证自己的最佳 C 位——罗森塔尔的皮格马利翁效应也就顺势发挥了最大作用。

作为家中的老大，我与妹妹也常常聊我们的成长之路与在家庭中的生存之道。最终的感觉是，每个人的人生都是充满无数变化的，任何一种理论框架都无法定义和定位我们的发展和心智，当然也不能成为我们局限和痛苦的原因。这些理论也会带给我们思考，让我们看到规律，并提醒我们无论是做子女还是做父母时都需要保持觉察。

从理论上说，家庭中最好的支持性滋养来自父母的无条件关注、可预期的行为和稳定的情绪，但我知道，我的父母在成为父母的道路上也是跌跌撞撞的。因此，我在建构自己的人生之路上以充足的空间去探索自己，用足够的时间去修复自己。家庭的生态位只是一个阶段的自我样态，如何在社会中以及在自己的人生中定位自己，都将由我们自己决定。

7. 新手爸爸的抑郁与父婴依恋

在本章开篇我们就澄清了重要的信息：产后抑郁症已经不是新手妈妈的专利，也明确了新手爸爸在卷入产后抑郁症时的一些身心反应。

一旦发现新手爸爸出现了各种产后抑郁症的情绪反应以及行为表现的时候，也是引发妻子和家人共同关注的时刻。有关注也需要有策略，一方面要考虑如何为新手爸爸提供他需要的帮助和支持，同时要考虑以更温和以及他可能接受的方式陪他度过压力时刻。否则，新手爸爸的压力很有可能会转向孩子。研究表明，父亲的抑郁首先会增加自身的行为问题和患精神类疾病的风险，还会影响爸爸和宝宝之间的互动，比如抑郁的爸爸不太可能给孩子读书、唱歌、讲故事和陪孩子玩。在面对一个情绪不稳定的爸爸时，还可能影响宝宝发展自我的情绪调节能力。

如果以家庭为单位，我们在关注新手妈妈产后抑郁问题的同时，可以做些什么为新手爸爸的抑郁情绪提前建立一个有效的防火墙呢？

第一，预防在先，并且要从产前开始做，这就涉及夫妻双方需要共同进行产前学习的环节了。尽管孕期学习重要，这一环节的核心是夫妻在学习中建立愉悦感。不强迫，不强求，但可以用双方都能接受的方式去强化和深化。

有一位来咨询的妈妈，她很理解也接受先生没时间陪自己上产前课程，因此，就与先生商量好，每晚两人都进行一个小时的阅读，双方阅读不同的孕产图书，然后交换想法分享重点。最后的结果是，她的先生也很享受这种情感的交流与共同进行孕育生活的体验。所以，用对方式更重要，而不是陷在自己的一个单一逻辑里，认为"不陪我学习孕产知识的先生是不爱我和宝贝的"。爸爸们常常会被这种强硬的"上价值"搞得很崩溃。

第二，行动跟上，在时间精力上全面参与。从孕期到产后，邀请爸爸用多种多样的方式参与育儿生活的方方面面。记住：参与的态度比做得好更重要。男性在孕育、生育、养育事件的时间与情感投入，能够极大地降低孕产期女性焦虑和抑郁的概率。这个线索从备孕时刻就已经开始，从"要一个孩子"的讨论，到整个孕期的准备，过程中的分担、付出与彼此的情感支持。妻子在意的是每一次"你和我在一起"的体验。

这里也有一个重要策略就是：对准爸爸所有的努力和尝试给予认可和鼓励，尽管他看起来很笨拙或是滑稽甚至是完全做错。人都是越获得鼓励

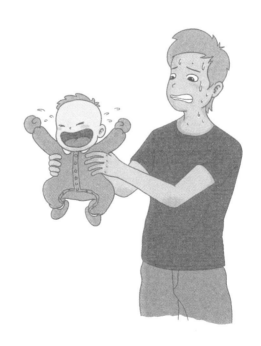

就越愿意做某事。准妈妈不经意地取笑或指责，都会让他停止探索和努力。特别要注意的是，人会识别敷衍和假意的鼓励，并更拒绝配合。准妈妈们多表达真诚的鼓励吧，所有的父母和孩子都是在鼓励中成长并走向优秀的。

第三，关系健康，情感秩序决定家庭幸福度。男性喜欢说："我关心孩子就是关心你，我夸孩子就是夸你。"大错特错！先有妻子，才有孩子。情感顺序绝对不能颠倒。孩子不是妻子的附属物，也不是妻子的替代品——妻子与孩子是两个独立的家庭角色，更是男性成为父亲的旅程中非常重要的两个人。无论是否处于孕产阶段，女性更期待自己能够被伴侣"真正地看见"。因此看到孩子之前要先看到妻子。

一位明星曾在采访中说："孩子出生后，家人的第一反应都围向孩子，大概有一分钟的时间，我听到妻子问什么情况，才反应过来赶紧回过头，发现妻子正默默流泪。"无论社会身份如何，每一个新手妈妈都是敏感、脆弱的，需要被"正确地看见"。

第四，承认压力，看到压力才能及时解决。生育这个独立事件，在生活压力量表中属于较强的中度压力。然而令人尴尬的是，当我们不愿意承认自己有压力的时候，就会导致拒绝接受和解决伴侣的压力，因此会导致更大的潜在冲突。这种家庭面对压力的方式常常在孕期就已经开始了，新爸爸产后抑郁还有一部分原因是在孕期甚至是孕前就埋下的隐患。

在一本名为《你怀孕，男人在想什么》的书中，作者通过大量研究为我们提示了各国的男性在孕期经历的巨大焦虑源，位列榜首的就是"想从巨大的经济压力中逃脱"，紧随其后的压力相信会让很多爸爸产生共鸣，比如有了孩子被老婆忽略的"小透明"的失落，孕期性生活被中断性欲被压抑的不爽，还有一个很典型的就是不知道如何面对情绪忽高忽低的老婆……当然，孕产生活的压力绝非限于上述内容，面对更多的压力，如果双方都不说，那就各自都在内心暗自酝酿更大的情绪风暴。只要能够找到这些存在于夫妻之间的各种压力，接下来就是怎么解决的问题了。

第五，讨论感受。一对夫妻最需要从孕期开始就逐步接受和适应的一件事就是：允许把个人的压力拿出来在家庭中和伴侣面对面地讨论。这不仅是一个人心智成熟的标志，更是一个家庭更为成熟的功能。夫妻双方一旦能够建立这种坦诚交流的习惯，就意味着我们能够真心地向对方敞开——我们不愿意表达的感受常常是内心最脆弱和柔软的部分，也正是这部分如果能被伴侣了解、接纳和安慰，便会让我们真正因为被看见被懂得而变得由内而外的坚强，而不是内心脆成渣渣还得装出来给伴侣看、给家人看、给社会看的假坚强。

当夫妻双方都能够允许对方把内心真实存在的担忧和想法分享出来，这样的开放度意味着建立了更为强大的信任，而我们越是不评价不否定，就越会强化这种信任，形成夫妻关系之间谁也无法攻破的纽带。这个纽带会因为信任而充满韧性和弹性，在公开坦诚的讨论里，我们可以接受事情说一次不一定就会有结果，我们也可以接受同一件事情夫妻双方有两种不一样的想法，我们更可能做到快速找到一致的同时考虑其他的可能性……这样一种开放的交流和讨论的环境，本身是一种非常好的、有治愈性的又能释放双方压力、强化信任的重要因素，夫妻双方都会因此而受益。如果能将达成一致的共识共同去做、去准备、去经营，就是更棒的体验。

男性必须感到安全、支持和自信，才可能有一个令人满意和成功的"成为父亲"的经验。为了使家庭的可能性最大化，我们需要为"父爱"提供适当的教育和情感支持。在"成为父亲"的过程中，男性永远拥有一个特殊的指导者——妻子。

——帕特里克·豪斯（Patrick Houser）

当男性成为父亲，除了会优化与妻子的情感互动模式外，还将开始经营和体验与孩子之间独特的依恋关系。父亲在儿童成长过程中承担的重要的意义和作用越来越被关注和研究。在 20 世纪下半叶，父婴依恋的概念也被提出，明确地告知人们除母亲外，父亲跟孩子也有明显的依恋情感，并且不能被相互替代。父亲也可以对孩子的哭声、对孩子的情感需求做出积极关切，给予有效的回应。

在研究父亲角色的过程中发现，男性成为父亲的过程跟他和自己的父亲的依恋关系和依恋风格有非常强烈的相关性。如果这个男性在他少年、青年的时候跟自己的父亲有良好的、积极的、稳定的和安全的依恋关系，会促进他自觉形成积极的行事风格或者情感风格，这个爸爸也更容易跟他的孩子拥有一个良好的依恋关系，甚至还会影响他的孩子与外界建立更加良性和更加有弹性的人际关系。除此之外，还可能在学业成绩层面有更好的表现。

一位父亲愿意提升对自己父亲角色的胜任度，又跟他的婚姻体验成正相关。简单地说，也就是一个父亲在婚姻关系中越能够感受到被看见，与伴侣的婚姻关系更为协调、更为亲密的时候，他也更愿意去主动地承担起父亲的角色。

最后，我提供一些帮新爸爸减压的方法，你可以邀请你的先生来读这一段，或者把你记住的内容分享给他。

1. 获得足够的睡眠。有些新爸爸会通过熬夜打游戏来释放压力，这只会进入恶性循环。建议新爸爸通过合理的运动来释放压力，同时能够有效提升睡眠质量，否则睡眠不足会令情绪更为恶化。

2. 每天学一点照顾宝贝的技能。面对宝贝无从下手的新爸爸，内心会很有挫败感，所以给自己更多的时间，像研究游戏一样研究新生儿，更能获得拥有新装备和能力升级的快感。从大脑的工作角度而言，学习新的内容是最好的阻断大脑焦虑的方法。

3. 了解成为爸爸的益处。通常男性是不太善于处理情感和情绪的，研究发现如果爸爸作为孩子的主要看护者和照顾者，在与孩子玩耍的过程中处理情绪的脑区会被激活，大脑中会出现新的神经元。从大脑系统升级的角度，也可能给男性带来适应的动力。

4. 主动寻求支持与帮助。在成为新爸爸的过程中，常常会感到孤立、痛苦甚至是恐惧，此刻能够主动积极地与他人互动或寻求帮助就非常重要，他人绝不仅仅局限于父母和兄弟姐妹，还可以是同事朋友，甚至是邻居。我们可以和信任的人通电话、写邮件或是面对面地交流，他们的倾听、经验的分享甚至专业的帮助都可以让新爸爸更愿意接受自己——特别是发现原来那么多比自己还惊慌的男人都可以成长为优秀的爸爸时，就更加相信自己也可以。

从古至今，"父亲"在社会和家庭中一直承担着非常重要的角色，同时也隐含着巨大的付出。我的主张是，别等到新爸爸呈现出明显的痛苦时，我们才给他关注。在成为爸爸的第一天开始，每天给他充满接纳感和稳定感的拥抱，睡前安静地倾听他的想法甚至抱怨，这一切都可能会成为新爸爸最为滋养的成长支持和慰藉。

对每一位爸爸而言，首先，他是一个人，需要尊重与空间；其次，他也是一个孩子，需要接纳和引导；再次，他是我们的爱人，需要关爱和平等；最后，他最终将成为一个爸爸，在生命的长河中，他需要不断学习和成长。

围产期心理关键词：婴儿摇晃综合征

婴儿摇晃综合征（shaken baby syndrome）是指极短时间内以不当的方

式剧烈摇晃婴幼儿，猛烈的摇晃可导致脑内出血，脑内神经连接的断裂，还可导致其他一系列的伤害。该问题的发生常常与婴儿虐待相关。

临床发现，婴儿摇晃综合征多发生于0~4岁的婴幼儿，主要高发对象为0~8个月的婴儿，原因是婴儿颈部较为柔软、脆弱。当受到强烈的晃动时，脑部组织容易受到撞击而出现血管撕裂及脑神经受损。这种症状的后遗症会影响智力，严重者因脑部有大量微血管爆裂，致脑部大量出血，导致瘫痪甚至死亡。

研究发现，难以控制的哭闹、肠绞痛、早产儿以及有特殊医疗需求的小婴儿比较容易受到成人的剧烈摇晃。而这些实施摇晃行为的成人通常包括亲生父亲、母亲的男朋友、保姆或其他照顾者（如日托提供者或其他家庭成员）和母亲。他们可能当时处于身体和心理压力增加的状态，有精神疾病史，有过虐待行为史。当然还有一些其他因素影响他们，如社会经济地位低、社会孤立、缺乏家庭或政府机构的外部支持、产前护理差、婚姻满意度下降、家庭不和睦和频繁搬家等。

如何更好地避免婴儿摇晃综合征也是保护小婴儿健康的重要干预前提。核心是增强人们对摇晃婴儿危险性的认识。无论是孩子的父母还是照顾孩子的其他亲属，以及社会机构与专业人士都需要进行专门的培训和学习，了解婴儿早期的脆弱性。在护理小婴儿时提供对应的技能，而不是无法控制自己的情绪和力量，导致在与孩子互动和玩耍过程中发生意外。

其次是在产前通过学习的方式指导年轻父母正确应对因婴儿的哭闹带来的压力，以及学习处理婴儿哭闹的安抚方式。无论是中国还是欧美国家，孕妇在怀孕期间都会同自己的伴侣一起进行产前学习，同时有很多针对爸爸的产前学习课程。在欧美国家有一些老师是男性，所有的参与者都是新手爸爸或是准爸爸，在这样一个男性群体互动的空间里，大家可以更好地放下戒备和羞涩，用男人的方式来对话，相互交流当爸爸的心得与体验。

对于父亲自身而言也需要有更强的抗压性，因为孩子持续哭闹的确会激发男性的焦虑情绪，当父亲感到自己难以应对正在哭闹的宝宝时，可以及时请家人或其他专业人士提供帮助。当然，也非常建议爸爸和妈妈都能在养育孩子之前先学会一些迅速调整压力的小技巧，比如呼吸训练、渐进式放松或冥想等方式，关照好自己的状态，从而能够以更平和的状态与宝贝在一起。

8. 产后阶段的创造性练习

分娩是一个充满不确定的时刻，很多母亲都会在这一阶段经历巨大的身心挑战，感觉"完全失去了自己"或"完全失去了控制"。这种在极度脆弱的阶段又丧失控制感的经历常常导致产妇卡在分娩创伤中无法动弹，痛苦而抑郁。

因此，对于产褥期的计划，我建议的核心甚至唯一原则就是——以产妇的需要为中心。即便是在计划临时发生变化时，依然以产妇的需求来进行替代方案的选择和决定。遵循这一原则的目的，是要帮助产妇在一个可以令自己获得充分控制感的环境中，以更稳定的状态过渡。不仅能让她充分感受自己被赋权，还能在一定程度上收复在分娩中失去的控制感。

一旦宝贝出生，新手父母的大脑和精力几乎在短期内都会被这个新成员用各种各样的形式占据。我不得不提示的是，虽然这一小节的主题是产后练习，并非要限制只能在产后才做，而是在提示我们可以提前为产后生活考虑这一系列的关键事件的应对。否则事情发生后才赶紧想怎么办，也只能是草草应付了事，效果也通常不尽如人意。这一节的三个练习是针对产后妈妈特别关键的三个高风险阶段设置的。

第一个阶段是为产后如何度过产褥期提供了一个计划方案，这需要夫妻双方，甚至包括家庭中的主要照护者共同参与，可能是母亲、婆婆或是月嫂，通常以家庭会议的方式进行。这是一个公开表达意见和统一行动的好方式，当然也可以用自己的方式进行。

第二个阶段是为准备回归职场做了一个规划的路径。新手妈妈在分娩后半年左右，可能已经适应了在家庭中和宝宝面前的新身份，但职场已经是看起来熟悉但充满陌生感的环境了。做好充分的身体、心理准备，会让切换变得更得心应手。

第三个阶段在某种意义上是要启动或训练女性的隐藏技能：获得有效的社交支持。现代社会的竞争环境让女性不敢和不能表达脆弱，甚至认为"脆弱有罪"。而欧美有句谚语是"举全村之力养育一个孩子"，获得支持的力量才会让女性有勇气成为"母亲"。

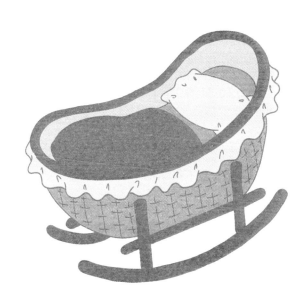

练习 10："怀孕第四期"的自我关怀计划

产褥期在中国文化中被称为月子。无论产褥期是在自己家里还是在月子中心过，外部的生活环境只是产后护理的一小部分，此刻更需要关注的是，你如何看待这一阶段的自己，以及如何发展关怀自己的能力，这是每个新妈妈的挑战。

因此，我必须提示新妈妈们：照顾好你自己，帮助你自己获得食物的滋养、保持生活状态的舒适和对自己无条件的爱与支持，将是你给宝宝最好的礼物，因为这一切将增进你作为一个母亲的本能。另外，在这一阶段若想单纯地全面获得伴侣的支持，似乎也不是最佳时机，毕竟他们也在经历自己"成为父亲"的旅途。

我很喜欢儿科医生哈维·卡普（Harvey Karp）博士于 2002 年提出的怀孕第四期（the fourth trimester）这个概念。他认为这是妈妈在分娩后和宝宝共同适应新生活的重要时段。的确如此，新手妈妈不仅经历着生理、心理、角色各方面的压力，还可能因为宝宝的到来常常忽略自己。因此这个自我关怀计划，不仅有对自己的关怀准备，同时还涉及刚刚出生的小婴儿，当然也涉及能为你提供重要情感支持的人——伴侣。

【关于你】

·确保你每天可以摄入营养且均衡的饮食，对此你的计划是什么？

·睡得好也是产后优先事项之一，你如何保证你的睡眠？

·身体伤口恢复或持续疼痛会直接影响产后生活质量，你需要提前了解可以从谁那里获得这方面的支持。

·母乳喂养的问题会影响你的情绪，你的专业人士资源是什么？

·产后抑郁症常常袭击新手妈妈，你身边的专业支持资源是什么？

·详细写下那些让自己快乐的方式，每天给自己放松的时间与它们在一起。

✓ 唱歌或者听音乐。

✓ 运动或者冥想。

✓ 阅读一本好书。

✓ 看一部好电影。

✓ 和闺密聊天。

✓ 在阳台上晒太阳。

✓ 你想补充的其他对你有价值的事。

【关于婴儿】

·刚出生的婴儿，每天都需要大量的时间睡眠，所以他睡的时候你也睡，不睡的话闭目养神也是可以的。

·小婴儿的哭声常常令妈妈紧张、焦躁，学会几种安抚小技巧很重要。

✓ 安静地躺在宝宝身边，宝宝感受到你的呼吸、闻到你的气味会很快稳定下来。

✓ 抚摩宝宝，与妈妈之间的皮肤接触对宝宝而言有镇定的效果。

✓ 把宝宝放在襁褓中，他可能会睡得更好，这样是在模拟他的子宫生活。

✓ 如果你在家中活动，也可以用背巾将宝宝包裹贴着你的身体，可以获得相同的效果。

·新生儿在发育过程中出现生理性的体重下降、吐奶、红臀都属于普遍现象，提前了解相关知识能帮助你更理性地面对。在一些你不了解的问题上及时与有经验的医生或护理人员建立联系是最好的选择，这些专业人士的资源是什么？

【关于伴侣】

· 首先，要确认的是：你对伴侣所做的一切本质都是你对自己所做的支持。而你对双方关系的感受，将转化为你发展母亲角色的动力。

· 其次，尝试接受一个事实，生育事件会阶段性影响夫妻双方对婚姻生活的满意度，所以，调整这一阶段的预期值，对双方都很重要。

· 再次，使用婚姻关系领域的研究者约翰·戈特曼（John Gottman）提出的促进夫妻关系的五种表达爱的方式，建议你和伴侣每天都尝试实践一项或者多项：

✓ 触摸。出门和回家时稍长时间的拥抱，或是睡前按摩都是不错的选择。

✓ 为对方做一件事。比如泡一杯对方最爱的茶，或是放一首对方最喜欢的音乐。

✓ 肯定的话语。无论他对照顾你和小婴儿有多么不在行，只要愿意做，他的态度就值得被看见和肯定，做得好只是因为练习得更多而已，别吝啬你的认可。

✓ 礼物。不一定是贵重的，但一定是对方喜欢的，也许是一块他最爱的巧克力，也许是一本对方喜欢的书，它们都会成为感情生活的美妙甜点。

✓ 宝贵的时间。高质量的陪伴就是，放下一切，安静地与对方在一起，哪怕不说话，只是靠在一起发会儿呆，感受对方的呼吸。

· 最后想说的是，在调查中发现，有九成的处于生育周期的女性认为，伴侣的支持有助于自己产后抑郁症的恢复。所以，伴侣是良药，可以帮助赶走抑郁症。

练习 11：重回职场的四类准备

即使我不设计这个练习，相信你依然会去有意识地主动思考，在产假结束回归职场时需要做的各种准备。因此，在这个练习中，我负责带给你一些新视角与新思路。

第一类：身体准备

无论产前你的状态如何，回归职场时都务必要重新评估自己的状态。产后身心状态的恢复因人而异，无论经历半年还是一年的恢复，通常外部状态看起来与产前一样甚至更好，但内在的体力和精力大多都还处于虚弱状态。此刻很考验你的平衡和取舍：不过度劳累又能完成工作目标还能兼顾宝贝。

➤ 保证规律的饮食和营养摄入。产后的饮食营养会影响你的精力、体力和情绪，如果你在喂养母乳就更需要关注食物的质量，点外卖还是自己做，怎么做谁来做也得提前规划好。

➤ 务必保证自己的睡眠质量。睡不好、睡不实、睡不够都会影响妈妈的情绪和免疫系统的健康状态。因此晚间合理规划睡眠时间以及白天适当补充睡眠极其重要。

➤ 假如身体存在疼痛。做好疼痛护理并在工作环境中采取保护性措施，必要时规避触发疼痛的工作场景。身体不适会激发更多消极情绪，也令工作体验和效果大打折扣。

第二类：心理准备

尽管即将回归的职场是我们曾经无比熟悉和胜任的，一旦成为母亲，我们的精力将会因为孩子而在短期内被大幅占用。妈妈的情感会因为孩子而变得极其脆弱。此刻的心理准备就是我们要预计即将发生的事情，并且已经做好情感上和身体上的应对准备。

➤ 为回归职场要做哪些心理准备：做些什么准备可以让自己更自信，比如换个新的发型，进行皮肤护理，添置几件新的衣服，提前就一些让你感觉尴尬的话题设计"公共话术"……这些提前准备的小细节常常会令我们心里感觉更踏实。

➤ 如何面对并缓解自己与宝贝的分离焦虑：半岁左右的小婴儿已经与妈妈建立了深厚的情感互动关系，听到宝宝的哭声，再坚强的妈妈也会瞬间心碎然后自责，有的妈妈甚至想因此辞职。对于内心的焦虑、愧疚和冲动，你是如何考虑的？

➤ 学会对产后消极情绪保持警觉：重新回归职场后，工作压力骤增可能会导致乳汁减少，对于妈妈而言不仅要接受喂养功能的失去，也会经历体内激素的再次失衡，这可能会导致抑郁情绪的波动。我们是否能快速觉察并主动进行有效的调整？

第三类：社交准备

作为社会性动物，社交质量在很大程度上影响我们的感受以及我们与外部关系的稳定度，人际关系也是健康的重要因素。当身份发生变化，社交圈会变，社交话题会变，话题中潜在的评价系统也会时刻冲击你。在内心做一些演练，可以让我们更好地适应和过渡到新的社交系统。

➤ 新旧社交圈的过渡：产后新妈妈将与曾经一起旅游、购物、百无禁忌吃喝玩乐的未育同事们渐行渐远，你会难过吗？职场里也有妈妈圈，你能找到并加入吗？

➤ 社交话题的刺激：产后妈妈在一起时的话题通常比较聚焦，里里外外就是育儿焦虑、体重焦虑、健康焦虑、家庭关系焦虑……你准备好卷入更多的焦虑之中，还是练习说"不"？

➤ 新的社交评价系统：一旦成为产后职场妈妈，就会有很多新的评价系统"框住"你，母乳好不好、为什么要生娃等你喜欢或者不喜欢的话题，你想好如何应对或是优雅地退出讨论了吗？

➤ 获取你需要的社交支持：产后面临着一系列的功能性社交，比如生育保险怎么处理，哺乳假怎么算……找到那些有经验的同事去取经，她们会让你的职场妈妈过渡期不孤单。

第四类：工作准备

你的工作伙伴也许男性居多，或者女性伙伴还没有经历生育，所以，他们大概率还会带着对你过去工作效果的期待，但事实是，你已经不是过去的你了。伴随着身份升级在部分"武力值"上你可能需要阶段性地恢复——从上司到下属的预期管理就很重要。让自己在有序有控制的状况下慢慢进入状态，无论是对团队还是对自己都是一种最好的软着陆。

➤ 工作内容：在岗位、职能、薪水不变的情况下，你打算如何与同事共同达成业绩目标？反之，你可能需要考虑在工作内容方面做怎样的调整，以支持自己适应过渡期？

➤ 工作强度：在短期内你的身体状态有哪些工作无法全面胜任，如何解决？

➤ 工作难度：同样难度的工作，你所付出的时间和精力将会不同，替代方案是什么？

➤ 工作效果：明确每项工作任务中需要同事提供的支持，稳定的效果更重要。

➤ 工作成就：低成就感会导致我们失去工作的快乐，你会如何调整成就期待？

➤ 工作压力：可能遇到什么压力？有什么更好的解决方式？关键的解决资源是什么？

【小贴士】

在上班前合理系统地评估上述内容，并且建议在正式上班前能够与自己的团队中的关键人物进行一对一的交流，具体且明确地表达对现阶段的工作考虑、个人诉求并说明特殊原因，这样的提前知会为交流提供了充分的磋商和调整空间。如果不提前交流，在工作现场临时提出，就可能被视为推辞或拒绝工作的借口。

从职场女性成为"母亲"不容易，从"母亲"过渡到职场妈妈也是一种挑战，给"时间"一点时间，你始终在走向"更好的自己"。

练习 12：创建并激活你的产后支持网络

孕育生活的建构存在一定的技术性和专业性，在一些重要环节需要专业人员高效和精准地为你解决问题。因此在这本书提到的四个生育阶段中，你认为重要的环节是什么，你是否打算提前找到一些重要的人，通过正确的方式支持你，提前避开生育阶段的重重压力？当你确认自己拥有一个支持网络的时候，当你身处压力之中，这些无形的支持网会稳稳托住你，让你以更稳定的方式应对挑战。所以，无论你处于生育周期的哪个阶段，都可以做这个练习以确认你的支持网络。

请打开手机备忘录或拿出笔和本，先就四种不同性质的支持需求分类，把对你而言重要的需求写出来（下面已经为你列出四种支持的分类以及对产后生活的一些具体需求，你可以作为参考，也可根据你的需要删除或添加），在不同的需求后面对应列出能够为你提供支持的人，可以是熟悉的人也可以是你认为可能提供帮助的人。这些人可能是朋友、亲戚、同事或邻居，同时别忘记医生、专业咨询师或是社区以及公益机构，他们还可能隐身在互联网中各种群组中。相信他们可以直接为你提供支持，也可能间接为你提供重要的信息。

如果你依然在心里存在颇多不确定，那么不妨快速浏览一下第五章，相信你会大吃一惊，在我们的身边其实早就形成了相当多有专业身份和技能的社会支持个人及团体，只是你不知道而已。去找到他们吧，他们早都已经准备好为你提供支持了。

最后要强调的是，写下来主要是让我们知道有这么多的事需要支持，在产后获得支持也是重要的。

我在物质或实际支持方面可能存在的需求：

· 为我提供具体的经济支持。

· 解决一日三餐。

· 短暂地照看孩子，让我能够休息一下或处理突发事件。

· 洗衣、清洁或做其他家务。

· 陪我或孩子去医院。

· 购物、跑腿、取快递。

……（继续添加你希望获得的支持内容）

我在情感支持方面可能存在的需求：

· 能够不评价，只是听我说说近期的感受。

· 能告诉我怀孕或产后会经历哪些事情，以及怎么应对。

· 能在我难过的时候给我爱的抱抱或身体按摩。

· 能给我一些鼓励，理解我的难处，告诉我我很不错。

· 能够理解怀孕或做妈妈有多难。

……（继续添加你希望获得的支持内容）

我在信息支持方面可能存在的需求：

· 能在如何与伴侣共同养育的事情上提供原则和方法。

· 能在产后身体恢复需要关注的重点上提供帮助。

· 能为我提供关于新生儿睡眠或其他行为问题的信息。

· 能告诉我或给我示范怎么母乳喂养、脐带护理、辅食添加等。

· 为我分娩、渡过产褥期、重返职场提供一些计划或建议。

·····（继续添加你希望获得的支持内容）

我在同伴支持方面可能存在的需求：

· 能跟我分享一下她们曾遇到的困难和解决方法。

· 能支持我有信心完成母乳喂养或顺利断奶。

· 能让我确认我可以把自己的双胞胎宝宝养育得很好。

· 能跟我分享一下她在回归职场时如何顺利过渡。

· 能让我知道做全职妈妈也是一种有意义的选择。

·····（继续添加你希望获得的支持内容）

第五章 / 「以母亲为中心」的围产期社会支持系统

在写这一章的时候，正好看到一条视频，内容是一位美国女性用自己和一位中国朋友的亲身经历进行了对比，表达了对中国的月子文化甚是认同。作为倾听者，我甚至在她的每一个段落和标点符号中都能感受到一种强烈的需求：女性在做妈妈的过程中很不容易，需要更多的人来支持她们。

很欣赏这样的直抒胸臆，她的这段表达在某种程度上隔空共情了全球每一个城市、每一个家庭、每一位有过生育体验的女性的心声。同时，在我看来，与其说她赞扬的是中国的月子文化，不如说是在呼唤人类社会进程中曾存在过的"母亲帮助母亲"文化的回归。顺便说一下，中国的月子文化中的确也存在一些需要摒弃的陋俗和旧习。

从中国的月子文化扩大开来，放眼去追溯女性在生育阶段接受护理的文化习俗，除亚洲的日本、韩国、印度等国家有本质类似细节不同的护理方式，在欧洲也有相近的文化。在加拿大伊努伊特妇女协会（Pauktuutit）发起的一个文化项目中，记录了因纽特地区怀孕和分娩的文化传承故事：长者通过讲述自己的故事让社群中的年轻妇女有机会了解传统做法。长者可以选择邀请一位年轻妇女，在场直接传递生育技能、知识。通过这种被研究者称为"神圣支持"的"帮助圈"，生育如同礼物一般传授给社群中一代又一代的年轻妇女……这个"帮助圈"在因纽特文化中，一直支撑着新母亲的诞生和成长。

在欧美传统中以产妇为中心的、邻里的、互惠的生育和产后护理习俗，持续了 17 世纪和 18 世纪的大部分时间。而在新英格兰殖民地也有类似的例子：分娩会邀请朋友和邻居的帮助，整个社区都会参与，不仅帮助妇女分娩还帮助产后护理。六到八个星期的时间里产妇卧床休息，其他人免费帮助照顾她的其他孩子并做家务。他们中有家人，但更多的是邻居。在这一时期结束时，按习惯是要举行一次聚会，会邀请所有在分娩和产后帮助过她的妇女……在一本名为《美国分娩史》中，也让我们有机会看到，在地球的任何角落，围绕女性生育的文化在以各种各样的形式滋养着人类的繁衍。

如果父权制的社会是人类社会发展的必经之路，那么在欣然接受它所带来的翻天覆地的社会发展和巨大的科学红利之余，也应分配一些时间一些资源一些关怀和对人类这个种群的慈悲，去共同保护属于全世界母亲们重要的滋养层——怀孕和分娩的生育文化和生育文明。

当然，对我们大多数人来说，重回旧时代以获得高密度的给新母亲的生活支持和网络绝不现实。但在现代女性的呼唤中，我们可以看到这些经年沉淀的关系支持模型中，的确存在一些强烈的需要和被需要，明确的给予和被给予的内在诉求，沿着这种充满爱与温暖的线索和暗自涌动的力量，在鼓励这个时代的我们，去提取重点事件、标识关键时间、获得新的技术和方法去支持母亲。然后，用温暖的触摸、用关切的目光、用肯定的语言、用安静地拥抱把母亲与母亲之间以及母亲与孩子之间再次绑定起来。

就用爱，仅用爱，唯有爱。

1. 社会支持：知识融合与跨学科合作

心理学界对于"社会支持"的研究始于 20 世纪 60 年代，是在人们探求生活压力对身心健康影响的背景下产生的，在 20 世纪 70 年代心理学文献中被提出，并逐渐将其作为一门科学进行了广泛深入的探讨和研究。尼古拉斯（Nuckolls）等人在 1972 发表了研究妊娠期妇女生活事件、社会支持水平与妊娠并发症的关系。结果表明，如果将社会支持与生活事件结合起来分析，则生活事件变化少、社会支持水平高的女性在妊娠前后并发症的发生概率仅为社会支持水平低、生活事件变化更大的妇女的 1/3。他的研究认为：社会支持水平缓冲了生活事件变化对健康的危害作用。

社会支持在孕期的预防和产后第一年干预和治疗中所起的作用是基于人类学、心理学、社会学、护理学和医学的研究。目前也有充分的证据表明，社会支持在促进围产期女性和家庭健康方面有良好的功效，在怀孕期间受益于配偶、家人甚至社会网络的情感支持的准妈妈不太可能被围产期的并发症束缚住。例如，得到家庭支持的怀孕母亲会较少受到心理问题的影响，如焦虑症和抑郁症，这最终会减少早产。她们中很少有人会经历产后抑郁症，这种状态可能会给家庭带来灾难。相关研究表明，缺乏社会支持是产后抑郁症一个重要的可改变的危险因素。总的来说，有高水平社会支持的父母对他们的孩子、他们的角色和他们的整体生活更满意，并且不太可能发展成产后抑郁症。

在一些长期随访研究中发现，社会支持率低的女性所生的孩子在出生后表现出心理发育的迟缓，并且比其他婴儿更频繁地住院，也需要更多的心理咨询。这个结果也与另一项调查的结果相匹配：社会支持率低的女性是医疗保健的高消费者，她们在怀孕和产后的健康状况较差，并更经常地为这些问题寻求正式帮助。频繁的医疗保健可能代表情绪和压力问题的躯体化。

所有的科学研究都让我们越发确认社会支持的意义和价值，而围产期社会支持系统的建构和发展则是基于交叉学科之间的知识融合和密切合作的结果，当然也得益于社会中不断涌现的自发组织的专业支持群体的推动和促进，无论在用户认知的教育上，还是互助方法的探索上，以及自助信息的传播上都起到绝不逊色于研究者的效果。

在可查阅的资料中，汉密尔顿（James Alexander Hamilton）博士作为早在 1962 年就关注产后精神健康问题的学者出版了《产后精神问题》（*Postpartum psychiatric problems*），并且他提议将"产后抑郁症"作为一个通用术语，将所有群体与一个共同原因联系起来。产后支持国际联盟（PSI）创始人霍尼克曼（Jane Israel Honikman）在其文章中回忆汉密尔顿在给她的信中写道："你们的组织在给人们提供帮助方面有着巨大的潜力。"他接着说："当我在病房里遇到一个新的产后病例出现时，我做的第一件事就是把她介绍给一个正在康复路上的女人。这是最好的治疗方法。当她看到其他人在不同的康复阶段都有同样的问题时，她知道自己是疾病的受害者，而不是性格上的失败。这是最有效的恢复因素……"

众人拾柴火焰高。跨学科领域的学者们也一直在为社会支持系统的建构提供重要且极具价值的研究贡献。

我们在书中提到哈里·哈洛对恒河猴所做的"母爱剥夺"研究，作为20世纪最著名的心理学家之一，他让我们看到母亲以及同伴关系的重要性，这让我们有机会洞察到围产期社会支持领域之间存在联系。哈洛的研究提示我们，社会孤立的后果是毁灭性的，而关于爱、社会接触和支持的重要性成为一系列与母婴关系相关的研究和临床实践重要的参照。而他的作品也被誉为"对于理解人类行为中与抑郁症相关的那些方面具有极其重要的意义，起源于母婴互动的形成期"。

我们关注产后妈妈在母乳喂养上的意愿与支持，以及母乳喂养和产后身心困境的关系，这与全球范围内推动母乳喂养的支持系统的建立与健全密切相关，作为一位文化人类学家，达娜·拉斐尔基于自己的经历对动物母乳喂养进行了长达 15 年的深入研究。她同时是定义导乐（doula）的人。她改变了全球无数母亲的生育体验，更为分娩中的女性提供了一个"抱持"的环境，能够和另一个女人在一起产生安全感并激发内在的力量，在分娩这个最脆弱的环节体验一种赋权和创造力。她真是一位了不起的女性。

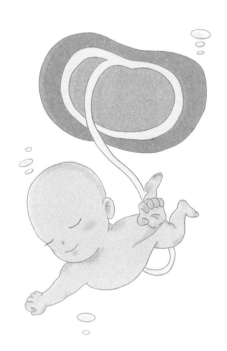

在分娩过程中，我们不仅关注结局也关注分娩阶段所发生的故事。谢尔丽·贝克（Cherryl Beck）除了在产后抑郁症这一领域所做出的贡献之外，还在引发产后抑郁症的重点因素中发现并定义了"分娩创伤"对女性生育体验与心理健康的重大影响，开启了更多的女性了解自己、修复自己生育创伤的大门。在第三章中，也大量地引用了她带给我们的启发和指引的研究。

在本书的第四章我们看到的关

于"母婴联结障碍"的研究是来自英国在围产期精神病学领域做出了重大贡献的以布罗金顿（Brockington）为代表的学者们。他们早在 20 世纪 80 年代编辑了两本关于母亲和精神疾病的学术图书，尽管近 20 年间他们提出的理论无人问津，但其学术贡献和对母婴关系的执着研究也着实令人感动，终于在 20 多年后被围产期心理健康学者们大呼重要。

在全球女性主义思潮的涌动下，女性健康以及女性在生育阶段的脆弱性越来越被关注，相关领域的研究也展示出蓬勃的活力和支持性。20 世纪 80 年代早期，辛西娅·洛斯顿（M. Cynthia Logsdon）开启了围产期社会支持的研究，并编制了产后支持问卷（PSQ/ Postpartum Support Questionnaire）。在能查阅的有限数据中，能够看到我国对孕产妇群体提供社会支持的研究在 2010 年左右开始出现，主要是针对处于围产期的特殊人群、其特殊经历和妊娠并发症的干预和影响，从一定意义上带给我们的信号是：中国生育女性的社会支持资源和系统也越来越被人关注。

2. 围产期家庭的自助、互助与社会支持

在中国，有条金句是"自助者天恒助之"。

无论是"自助"还是"互助"，在我来看，都是生命"复原力"的一种表达，也是一种"变得更好"的渴望。只有经历困境，人们才知道身处困境的痛苦，所以常常也更愿意对与自己经历一样的人伸出援助之手。这在母婴健康行业中尤其多见。

做母乳喂养顾问的学生告诉我，她自己母乳喂养的痛苦经历能说一筐，无助并在夜里一个人哭的经历最好不要再让其他的妈妈承受了……月子会所的创始人告诉我，生孩子已经挺辛苦了，产后坐月子必须好好地安排起来……而我，父母是医生却依然经历了不良产史的痛苦无人能诉，所以在黑暗的自责和内疚中生活了近十年……这是我从事这个行业的最大动力。

这绝非仅是中国女性自我救赎的情结。在我的学习与阅读中，发现围产期心理健康领域的各国学者竟然也是如此，美国研究分娩创伤的谢尔丽·贝克曾在演讲中分享自己痛苦的分娩经历，吸引了其他经历分娩创伤的女性共同创建了分娩创伤的线上支持平台；研究生殖创伤心理学并为生殖创伤的家庭提供专业治疗的珍妮特·贾菲（Janet Jaffe）和玛莎·O.戴蒙德（Martha O. Diamond）在他们所著的图书中也表达了自己作为生殖创伤的亲历者的感受；英国最大的一个与医疗系统紧密合作的公益组织

SAND，针对妊娠丢失群体提供重要支持，该机构的创建人海兹兰·刘易斯（Hazelanne Lewis）也是一位失去过孩子的母亲。

不得不说，对爱与被爱的渴望，是人类社会文明超级伟大的驱动力，起码在围产期互助与社会支持领域里是明确可见的动力。

在我与孕产期女性和家庭的工作中，会看到很多自发的自助和互助行为。比如孕妈妈们参加一个活动聊得开心的时候会在 QQ 群或微信群里互通有无，分享各种孕期生活的应对方式和感受；互联网的发展更是在一些以妈妈群体为核心用户的网站或 App 上形成了不同孕期、不同预产期甚至不同城市的妈妈群……她们在分娩后，有一些人依然保持群内的活跃度，为自己的孩子又建立了始自子宫生活的朋友圈。

在研究者的眼中，互助团体就是：面对共同问题或状况的人自愿聚集在一起寻求情感支持和实际帮助的团体。他们通常在没有专业监督的情况下会面，尽管他们可能也需要专业知识。而"自助"作为一种新型的社会运动，在美国的兴起也与心理学的快速发展密切相关，这种新的社会运动是人们想要自发自愿地创造了聚集在一起的结果。他们不收费或收费很低，因为年龄相仿或拥有同样的经历而令彼此感觉不孤单，不仅形成了一个社区和相互信任的感觉，他们所建立的团体网络的稳定活力也在专业人士和他们自己的生活经历与创伤体验之间架起了一座支持的桥梁。

多年前，我曾参加过产后支持国际联盟（Postpartum Support International, PSI）的专业培训，仔细了解了创建者之一霍尼克曼的一些学术文章和分享，看到她将 1987 年 8 月于加利福尼亚州圣巴巴拉召开的第一届妇女分娩后心理健康年会称之为"历史性的活动"。会议上塔姆斯·汉密尔顿（Tames Hamilton）博士作了主旨演讲，演讲中建议美国各州的参与机构和研究者成立一个组织，称为产后支持国际组织。按时间轴来看，这一机构大概也可以算是围产期社会支持专业团体的一个重要的标志性组织了。

PSI 作为全球性的非营利组织，成立于 20 世纪 90 年代的宾夕法尼亚印第安纳大学。成员由客户、自助团体和从事产后社会支持和心理健康运动的专业人士组成。作为一个国际性的社会支持网络，它的使命是在全球每个社区建立一个社会支持网络，促进对与生育有关的产妇心理健康问题的认识、预防和治疗。

霍尼克曼本人也在这个领域里对于围产期女性心理健康做了很多积极的贡献。她基于 20 世纪 90 年代初在英国实施预防产后抑郁症的健康访客计划，对六个关键要素进行优化并创新了健康九步骤。当年我第一次看到这九个步骤的时候，有一种遇到知音的感觉，还兴奋地拿出我的课件与伙伴分享——因为在此前的十年间，在一线实践中我也在一直使这些健康元素，向围产期的女性传播、践行并联结更多的专业人员陪伴孕产女性走向健康。

【小贴士】

健康九步骤

第一步是教育，因为教育既要直面对问题的否定，也要面对围绕这个问题表现出的无知，它还提供治疗的信息和选择。"知识就是力量"的表述就是建立在这样一个前提下的：没有准确的信息，我们就会成为被动的受害者。如果我们能学习，那么恐惧就会减轻。阅读科学的材料和倾听知情人士的意见对保持或恢复健康至关重要。

第二步是睡眠。身体需要充足和高质量的睡眠来保持健康和进行修复。怀孕、分娩和产后都会影响大脑和身体的睡眠功能。治愈的关键是恢复健康的睡眠。社会支持对于保障父母获得充足和适当的睡眠至关重要，如果没有，就帮助他们。在极端情况下，大脑不会像它应该的那样"关闭或唤醒"，可能需要医疗干预。可以问新父母一个很好的问题："有机会睡觉时，你能睡吗？"

第三步是营养。社会支持人员的角色是提出以下重要问题：（1）你有胃口吗？（2）你在吃什么？（3）你今天吃了什么？你的厨房里有什么吃的？大脑中的摄食中枢负责产生饥饿感。母亲（有时也包括父亲）如果无法摄入足够的营养，可能需要医疗干预并在心理上强调一个重要的信息，即如果母亲不健康，婴儿就不会茁壮成长。

第四步是锻炼身体，给自己留出时间。社会支持网络通常是通过外出或走出家庭而建立的。这是一个身体活动的双重机会，有助于身体恢复到孕前状态，也有助于结交新朋友，分享同样的为人父母的经历。这也可能是一个远离自己孩子的时间。这一步所传达的信息是"你值得并且可以独处"。

第五步是与没有偏见的听众分享。家长们需要问这样一个问题："我能和谁谈谈我的感受？"如果一个人周围都是善意但不知情又喜欢评判的建议者，这是一个危险的境遇。大脑也能"关闭"并阻止语言表达。社会支持网络围绕着母亲和父亲，给予他们认可和保证。我们的目标是提供希望，不管怎样，表达负面情绪或经历是可以的。

第六步是情感支持。所有的新父母都需要并应该得到来自朋友、家人、专业人士和其他人的情感支持，以便治愈疾病。好好倾听需要耐心，也需要时间。匿名志愿者可以通过电话、小组谈话或朋友之间的共情来提供这一步骤，这是关心的基础。

第七步是实际支持，有时称为物质帮助。理想情况下，这一步骤可以提前计划，可能在怀孕期间就已经开始了，如帮助做家务。如果在为人父母之前就建立了一个社会支持网络，它就减轻了产后调整的负担，包括经济负担和缺乏时间。如果产妇陷入不良情绪，可以通过帮助为家庭做饭、打扫卫生、购物和照顾孩子等来避免危机。

第八步是向专业人士和其他资源提出转介的需求。这包括医生、治疗师和社会支持网络。找一个专业人士可能会打破挫折的循环。

第九步被称为行动计划，因为它把父母从一个拒绝或无知的状态带到了承认和自我行动的状态。家长可以先自我评估前面的八个步骤，然后问："我做得好的是什么，我能做得更好的是什么？"然后结果应该是"下一步我能做什么，我应该做什么"。这段对话充满了积极结果的可能。

3. 成为母亲之路上获得社会支持的四个步骤

无论你过去是否听说过"社会支持"这个词，但如果你已经读到了这里，就应该大概了解，这是我们很重要的获得身心健康的一类重要资源。

在社会支持这一领域的研究中，将支持类型分为四种，分别是：物质、情感、信息和同伴。物质支持也可以理解为实际帮助或工具性帮助。情感支持包括鼓励、喜爱、认可和"团结"的感觉。信息支持包括分享建议、回答问题以及促进积极解决问题。同伴支持是在具有相似或相同情况的个体之间分享鼓励、建议或信息。研究表明，社会支持的主要来源是丈夫向妻子提供的。

在 21 世纪，我们可以获得的社会支持的形式越来越多样化。在中国越来越多的社会机构和母婴服务企业也可以成为这样的社会支持团体，特别是互联网让社会支持可以更多元化，并且打破了必须面对面的局限，电子邮件、电话、微信、短视频、App 等各类工具都可以成为我们获得社会支持的途径。你有无数的选择。

在本章节的开始，我们已经阐述了孕期及产后女性需要获得社会支持，能够改善孕产妇身心健康，提高生活满意度，协助我们更有效地应对压力，甚至还能促进伴侣关系和亲子关系。但如何更好地获得社会支持，也需要循序渐进地来规划好节奏、整理好资源再去有针对性地使用才更高效。接下来的四个步骤能为你提供一个行动参考，助力你在孕期或产后获得有效的社会支持。

第一步：清点你身边存在的社会支持类型

基于社会支持的分类，我们首先可以做的就是确定你身边有什么样的社会支持，这可以让自己心里快速获得一种"我不是孤独一人在面对这个挑战"的踏实感；然后，进一步通过对已有的支持形式来进一步评估问题的优先级，及考虑你的时间、路程、费用和效果等重要的因素。接下来对于不同的四种社会支持，我们可以仔细地了解不同支持的特质，以便更好地做出判断和智慧的选择。

第一种：物质支持。也可以理解为实际帮助或工具性的帮助。一种比较简单的情况是他们会直接在经济上给你所需的支持，这样你就可以通过购买一些专业服务来解决一些实际问题。另一种情况是你需要的不是经济支持而是具体的人力支持，他可能会帮助你照顾孩子、做饭、打扫卫生。寻找这类支持者时，需要我们提前考虑的是，他们的时间充裕吗？体力上能够支持你的需求吗？家务活的能力是你认可的吗？人品是值得你信任的吗？当然，他们也可能为你提供一些工具或远程指导，在一些日常问题上快速回应你面临的难题。

第二种：情感支持。通常这个支持类型非常依赖于人。这些人可能是你的伴侣、父母、闺密、同事或者信任的人，他们在与你的交流和互动中，可以鼓励你、理解你，在情感上支持你，不仅能够认同你的重要性，还能够接受你复杂的情绪。这些人通常有一些特质：更善于倾听，不轻易评价你，能让你感到自己是有价值的，也能让你看到自己的优势，甚至还能够帮助你找到被你忽略的一些潜在资源，看到解决问题的希望。同时请务必注意的是，我们身边常常会存在一些"有毒的关系"，他们通常会比较消极和悲观，总是喜欢评价对错充满负面情绪，不仅让你总是感觉自己很糟糕，甚至还会让你在一种被控制和被强迫的状态下做一些你不喜欢的决定……这样的人通常无法给予你需要的情感上的支持，反而还可能会消耗你的情感。

第三种：信息支持。信息支持意味着支持者能提供有效并且是正确的信息，可以提供安全的指导或有效的建议。这样的支持者通常擅长某个具体领域的专业知识，能够为你的重要决定提供额外的参考信息。目前在中国的孕产妇身边，这样的支持资源还是比较丰富的，通常可以从孕妇学校的老师以及相关的医疗护理人员那里直接获得，也可以在一些社会性的产前学习机构获得更好的个性化的即时服务（我接触的一些月子会所对自己的会员提供一对多的私属服务群，群里配备的是豪华阵容：医生＋护理师＋心理咨询师＋营养顾问＋母乳喂养顾问＋产后康复指导等）。另外，在互联网平台上，线上专家问诊以及各类细分领域的专业咨询和顾问也可以提供丰富和有价值的信息。这里要提醒的是，尽可能少在互联网上看那些碎片式的个人经验性的信息，信息的混乱和信息源不确定会在一定程度

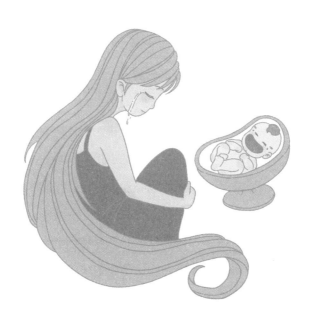

上强化我们的焦虑。

第四种：同伴支持。这种支持来自和我们处境相同或有过相同经历的女性。她们通过分享自己的故事，分享她们用来度过类似困境的方法，来为其他的女性提供帮助。这种帮助符合上面说到的用工具化的支持来分享一些有用的方法，也可能让我们获得情感支持，相信自己也有能力从低潮中走出来，更可能她会给你推荐一些专业的机构、咨询师或者其他善于解决问题的专业人士。同伴支持有一个很典型的优势就是，因为她们是亲历者，因此，受帮助的我们不会觉得对方是高高在上的、有距离感的、会激发我们自卑心的人，反而她们真的能够最大限度上理解我们的痛苦和需要，甚至提供一些很接地气的方式，让人感觉更亲近，也更愿意表达脆弱、坦露心迹。所以，这样的支持者常常会获得信任和支持，很多女性在为其他母亲提供支持和服务的时候，不知不觉就成了意见领袖，有了追随者，自然而然地就形成了团队和公司。

第二步：确认你能感觉到自己的需求

基于对社会支持分类的了解，接下来需要做的就是问问自己：我是否了解自己的需求是什么，如何给需求分类，又如何找到对应的支持者或支持资源？

话题进展到这里，可能很多人的大脑里第一时间闪现的念头是：我没什么需求啊，这不都是自己生孩子应该做的事情吗。就是这句看起来似乎特别合情合理的话，让太多女性成功地心理操纵自己很多年。

"生育"作为动词来讲，的确是女性独具的生理功能，这是事实。基于事实，在孕期让自己的身体保持良好的状态然后顺利实现分娩，在产后也让自己的身体行使一部分的养育功能这是我们应当做的。然而，如果女性认为养育只应当自己一个人来做的话，客观来讲，这想法有点自大或者说是自恋了，我们既高估了自己的能力还低估了养育的难度。这想法背后也会在一定程度上忽略了其他养育者的身份，甚至还有可能在无形中剥夺了其他养育者行使养育的责任、义务和权利的机会。

混乱的定位导致了功能的错位，在这样一种扭曲的思维信念的"毒害"下，我们不知不觉间就承担了自己做起来很痛苦的事，我们也习惯了过度的责任（另外需要承担的人自然就无事可做了），我们认为在养育孩子的事情上向人求助就是不尽母职，然后，我们为了保持完美妈妈的人设，就不允许自己有需求，即使无数次觉得吃力和辛苦，也会默默告诉自己，这是我生的孩子就是我应该承担的责任……原来最大的心理操纵高手就是我们自己。来，看一看你脑海中是不是常常有这样类似的想法和声音。

· 妈妈之所以伟大，注定就是要付出自己照顾孩子。

· 我是妈妈啊，照顾宝宝绝对是我唯一的责任。

· 我应该能自己完成所有的事情，生娃不是我自己选择的吗？

· 我不想成为别人的累赘，否则以后关系还怎么处啊！

· 宝宝还小，先照顾他最重要，我一个成年人没事的。

· 需要帮助？这点事都解决不了那我也太弱了。

· 没人会愿意帮忙的，这年代大家都各顾各的。

· 我请求别人帮忙，那人家没事吗？占用人家的时间就是谋财害命。

· 我不能那么自私，啥事都需要帮助，每个妈妈不都是这样吗？

· 当妈要做的事情太多了，感觉没什么好谈的，多矫情。

······

你看到自己的影子了吗？上述的想法，其实都是我们对内心那个自己的一种控制，这种控制用一种看起来非常合理化的解释压抑了我们内心的需求，也许是想被安慰的需求，也许是想痛快睡一觉的需求，也许是想听到一句"你辛苦了"的需求……也正是这些想法，妨碍了你获得他人的帮助，也会让你拒绝他人的善意，还会让你在内心生发出不公平和愤怒，更会阻碍你发展母亲的功能。

当我们对自己的需要压抑并成为习惯的时候，会对孩子的需求不敏感甚至麻木。此时此刻，妈妈只有学会感受到自己需求，才有可能感受到孩子的需求并满足孩子；有能力正确地看待需求并表达自己的需求时，才会鼓励孩子表达需求，并回应孩子的需求——这一切都是孩子早期在与妈妈的互动中建立安全感以及建立良性关系的重要经验。

因此，从此刻开始，你也许可以尝试着建立一种新的信念：

· 我满足宝宝的需要的确是重要的事，同时我满足自己的需求也很重要。

· 向别人求助，是因为我希望在我感觉无法应对时，宝宝还能获得更好的照顾。

· 我很爱我的宝宝啊，并不会因为我去睡一觉就改变。

……

有空的时候，把这样的句式多为你自己写几条。我们需要在内心明确：作为母亲你的需求也很重要；母亲不是超人，有些事情的确需要帮助；求助一个人如果没有获得回应，也许只需要换一个更合适的人。如果你就是喜欢那种"强大有力量"的感觉，也很好啊，敢表达自己脆弱的人也是一种强大，敢清晰提出自己的需求是一种强大，能够平静地接受拒绝更是一种强大。你要不要试一试呢？

第三步：确定需求并适配资源

每一位妈妈都有自己的生活背景、生育计划以及社会资源，这也意味着我们的需求各不相同。同时，在养育过程中妈妈们也一定会面对一些共性的问题，因此在下面我提供了一些基于四种社会支持分类的需要清单供你参考，如果你发现你的需求没在这份清单上，那么请务必补充上你更为具体的需求。

依我个人的经验而言，明确自己的需求到发起求助之间，有一个很重要的过程将决定发出求助后的结局：提前尝试着思考我们的具体需求和被我们求助的人之间的适配度，越适配越可能更大程度上获得支持，越多次地获得支持我们就越多次体验到被关照的善意，获得越多善意的滋养我们就越相信自己是值得且美好的，这样的正向反馈常常会让我们愿意把爱传下去，也成为主张帮助他人的人……想起来都倍感温暖吧。

那么怎样才是适配呢？也就是我们要思考一下我们发出的求助对方能接得住吗。这里面涉及几个重要的因素。

第一，经验和专业因素。比如，同样都是要寻求母乳喂养的支持，问一个单胎妈妈如何给双胎宝宝喂母乳显然得不到太好的回答；但如果是问一个专业的母乳喂养顾问，不仅可以跨越经验限制，还能一次提供更多专业信息。所以，提前了解所求助的人的经历和专业背景很重要，否则就可能获得响应却不能获得有效信息。

第二，时间和距离因素。如果不把这一重要的且容易不确定的因素前置考虑的话，常常会发生的尴尬就是：有急事时打个电话给平日里最好的朋友，得知对方竟然在出差无法支持，结果就是无法及时被支持，很难过。好友又只能干着急。所以，求助时先确定对方的时间和地理位置，获得支持的概率会高；若条件不合适就相互问候一下，快速向其他人求助，两人都没有压力。

第三，费用和风险因素。在向有同样经历的人寻求针对某个问题的解决方案时，特别需要考虑的是，在不同的时间、城市、机构和专业的人，对同样一件事情的解决成本和风险结果往往是不同的。这需要有差异化地评估和区分。假如带着不一样的回答去向好心提供信息的支持者对质，那这关系之后就很紧张了。

第四，性格与风格因素。这是一个微妙又重要的细节。我自己是真的体验过这类"求而不得"的痛苦。在情绪特别低落的时候想让朋友陪我待一会儿，她的确是及时出现了，然而心直口快的她并不能倾听我的诉说，而是用她的方法给我一顿教育……那一刻，心里的难过还没消化掉，瞬间又添加了一公斤的愤怒。

也许你看到这里会觉得"还没求助呢，怎么就感觉这么有难度"。我想这大概就是生活的真相：越是感觉难的事情，越是值得去做。感觉到难，常常意味着我们不擅长或没有掌握一种技能，而发展技能后就不那么难了；感觉到难，也许能让你重新调整对回应的期待，做好了无法被回应的准备也就不那么尴尬了；感觉到难，也许我们就会更加理解，如果对方没有响应时也许正在经历一些其他的难，并不是因为我们不好。

第四步：从求助开始并激活你的社交关系

基于对上面的适配原则的整合，在发起求助时我们可以这样做。

1.选择合适的人、时间和地点。选择你和他人状态良好，不疲惫、不忙碌的时候，不仅有机会充分地表达和磋商，还可能会获得一些相关的信息支持或其他资源的介绍。

2.明确表达诉求，简洁明了说清事情。表达求助时是商议的、有弹性的，而不是命令又绝望的。要求明确容易快速让人评估是否可以支持，商议让对方有机会表达或提供一些重要但可能无法百分百达成预期的支持。命令会令人感觉不被尊重，绝望会带给对方压迫和恐惧。

3. 表达态度以及对结果的接受。告知对方获得支持后可能带来的积极体验和结果，同时表达对他人权利的尊重，给他人选择的机会也是给自己选择的机会。有时候表达自己需要帮助这件事情本身也是一种压力的释放。

4. 发起求助前可以设计表达的方式。如果你觉得自己无法面对面顺利地表达出来，那么可以尝试提前写下来，然后用短信或邮件发送。当然，如果你想快速获得回应，那就写到纸上，在电话或视频的时候照着读下来也是很好用的方法（我做记者时提前拟定采访提纲跟这件事情的本质基本一样）。

有一种可能性是，即使我们很努力地进行了充分的准备，依然感觉到自己难以得到所需要的支持资源和确切的帮助；或者看起来我们身边有一群很好的支持者，但依然让我们内心感觉到无法获得所需要的帮助……无论符合哪种情况，我们都不要对自己或对你身边已有的支持者失望，我们还可以做的事情是，继续拓展和强化我们的支持网络，也许能够为你提供支持的人会以其他的身份出现，可能是你在社区做志愿者时帮助的人，也可能是你学习交流技巧课程中的某位老师……

很多人认为求助是软弱的表现，然而如果你能仔细观察就会发现，身边的"社牛"们其实都有一个隐藏技能就是示弱和求助。在心理学中有一个富兰克林效应（Ben Franklin effect），在不同年代的实验中都发现，那些被你求助过的人，因为他们曾经帮助过你，会更愿意再帮你一次。因此，一次好的求助，就能创造一段属于"你们"的故事。当你变成了你们，就意味着单向的关系已经开始变得丰富起来。

求助为我们与他人之间的互动关系创造了很多可能性。中国有句老话叫："来而不往非礼也。"我们为了回报他人的一次帮助，会自然地想请他吃顿饭、喝杯咖啡，或者分享一个家乡的特产，你来我往就可能处成了朋友甚至是合作伙伴。总而言之，无论我们是在工作中还是在生活中，能证明我们的其实并非单打独斗，能提升自尊的也不是拒他人于千里之外。最强大的自尊，是在接受自己的局限的同时能欣赏他人；是在展示自己脆弱的同时能成就他人。

而求助背后的逻辑是：当我们被他人求助的时候，我们会感觉到自己的能力被关注、被认可、被信任了，这对个人而言是提升自信的良好催化剂；同时也是人际社交中极有价值且很重要的评价指标。在我们向他人提供帮助后，我们会被感谢、被赞美、被喜欢……你不觉得这也是我们极其需要的吗？所以，如果你也喜欢把自己珍爱的东西分享给他人，那就尝试求助一下吧。

4. 你身边的围产期社会支持团体

围产期的社会支持系统并非我作为一个从业者凭空想象出来的。针对围产期女性和家庭的社会服务系统在 19 世纪的美国就已经建立起来了，并且一直在持续地整合各方力量和专业人士为生育周期有需要的人群和家庭提供支持。从我个人角度来说，但凡对于人类生命质量的提升，以及对女性和孩子的福祉有价值的工作，都是值得学习和借鉴的。

在围产期社会工作者协会（The National Association of Perinatal Social Workers ，NAPSW）的官网上可以看到这一组织的发展路径。它成立于 1980 年，旨在促进、扩大和加强社会工作在围产期保健中的作用，这一组织致力帮助个人、家庭和社区应对从怀孕前到婴儿出生后第一年期间出现的心理问题。同时，其宗旨是"促进、扩大和增强社会工作在围产期保健中的利益和作用"。他们每年会举办一次临床会议，出版专业出版物，以强调和阐明社会工作者在围产期保健团队中不可或缺的作用。在其官网上有对"围产期社会工作者"角色的描述，以下为部分摘录：

围产期（受孕前至婴儿出生后第一年）可能会经历医学上高风险妊娠、胎儿诊断、早产、新生儿患病、家庭冲突、有认知、行为或心理健康需求、父母对怀孕的矛盾心理以及贫困。在个人过渡到为人父母的过程中，即使是具有最佳心理社会条件的健康怀孕也会受到焦虑和不确定性的影响。当发生围产期损失（不孕、流产、胎儿诊断、死产或新生儿死亡）时，围产期社会工作者帮助家庭理解、表达和应对悲伤情绪，并协助他们学会在"新常态"中生活。

围产期社会工作者会在医院也会在社区中工作；会在儿科临终关怀机构、收养机构或是育儿教育机构工作；还有一些围产期社会工作者会提供心理健康门诊服务，帮助家庭以适应医疗挑战、做出决定、向父母的角色过渡、管理产后抑郁症以及应对多种类型的围产期损失。简而言之，围产期社会工作者为家庭提供支持、咨询、事件管理、科普宣传、指导和资源。

尽管我国还并没有形成一个这样的专门系统，但不妨碍它已经在一代又一代的母亲的呼唤下以及一群又一群想为母亲提供支持的专业人员的奉献和推动之下，慢慢地形成自己的样态和雏形。

我特别相信，我们国家形成自己的围产期社会支持系统，只是时间的早晚问题。因为这些支持者早都已经开始练内功做准备，并能够卓有成效地展开支持工作和行使支持功能了。

接下来的内容，我将带你认知他们的工作内容以及他们的工作效果。无论是你自己还是你身边的家人或姐妹在成为母亲的时候，如果你的确无法为她提供一些专业支持，不妨把这些信息告诉她或者把这本书送给她，让她们心里更踏实——在我身边，原来一直有很多女性在全心全意地"帮助母亲成为母亲"。

（1）生育咨询师

孕前咨询（pre-pregnancy counseling）是产后护理的拓展与前沿，重点关注提升妊娠过程的健康，另一个孕前咨询（pre-conceptional counseling）的重点更倾向于成功受孕的目标；伴随着辅助生殖技术的出现，还有一类生育咨询师（fertility counseling）是专门为不孕不育人群提供服务的。无论如何，这些针对生育阶段女性或家庭工作的咨询师本质上都在为生育健康以及更佳的生育结局和体验服务，以连续性的方式展开，是短期的、阶段性出现的、目标导向的咨询工作，它与心理咨询有着本质的不同。

生育咨询包括探索与生育有关的心理问题，并制定策略以防止可能发生的不良影响或反应。在实施生育咨询的过程中，可以更好地建立女性的自尊、自信、知识体系和控制感；并在出现问题时设计适当的策略来处理问题。咨询在怀孕期间是有用的，并在分娩、产后甚至产后数年帮助女性：

· 确定并解决对即将到来的分娩的焦虑或担忧。

· 处理并接受先前令人失望或创伤性的分娩事件。

· 找出可能在产后出现的情绪障碍，并应用有效的咨询方法来促进康复。

· 探索其他与生育相关的情感问题，如母乳喂养、睡眠、伴侣关系、原生家庭、与宝宝的依恋关系。

在欧美国家，许多卫生保健工作者经过专业培训后，都可以为生育阶段的家庭提供咨询服务，如产科护理专业人员（医生、助产士、护士），心理健康专业人员（心理治疗师、围产期社会工作者、其他社会工作者和咨询师），以及经验丰富的助产专家（分娩教育工作者和其他人员），提供生育咨询的目的是发现女性的恐惧，并找到缓解这些情绪和恐惧的方法。咨询师可以向客户展示或提供可借阅的任何资源包括图书、音频或视频。

据相关资料显示，我国也有相关领域的职业认证设置，名为"生殖健康咨询"，这类服务人员分布在人口和计划生育系统、妇幼保健系统、民政部门和妇联等社会团体，以及各类生殖健康医院、成人保健药房等机构。整体而言，从业人员素质参差不齐，提供咨询服务的能力相对有限。

2018 年，中国社会工作联合会心理健康委员会继续教育项目组邀请我，基于产前和围产期心理学的专业背景和十余年在围产期心理健康干预领域的工作经验，推出了生育健康心理干预（技能）专业课程，聚焦围产期女性备孕—妊娠—分娩—产后四大阶段，对每一阶段的身心特征、行为健康以及关键的心理事件进行了系统的知识体系的建构，不仅提供了生育咨询的内容框架，还对生育咨询的内容、方法和技巧进行基础训练。学习者不仅有妇产科医生，助产士、护士、全科医生、儿科医生、心理咨询师等专业人员，还有母婴行业的各类专业护理人员。

（2）生育教育者

生育教育者的官方定义是：生育教育讲师是提供基于循证的信息，有技巧地给父母提供孕期、分娩和出生时的支持，这是由国际生育教育协会（International Childbirth Education Association，ICEA）提出和定义的。

国际分娩教育协会作为一个非营利组织，成立于 1960 年，其专业认证遍及全球 14 个国家，作为一个专业认证机构，在其认证系统中除有生育教育者外，还有分娩导乐，均向围产期的家庭提供以家庭为中心的专业护理。2016 年，在中国合作机构的努力下，促成了国际生育教育协会正式提供中文考试，并由中方机构协助学习者完成申请和认证。

作为以家庭为核心的照护模式中的一员，这类专业人士不仅是生育家庭的拥护者，全力支持夫妻从孕期开始向为人父母成长和转变；他们更是女性的拥护者，鼓励女性成为一位健康、自主、具有个性和完整性的人；同时，生育教育者也力求成为母婴健康保健体系的代言人，提供方法让父母获得安全、低成本并且在医院里外都能以家庭为中心的产妇护理。在这个过程中，如果女性了解并且掌握分娩技巧，在分娩中能及时被支持，得到照护和尊重，将会大大提升分娩感受和体验，降低分娩创伤，降低产后抑郁情绪发生的概率。

我遇到过一位分娩创伤的母亲，她的第一胎是顺转剖，她的分娩愿望是顺产，她一直纠结于当时医生没有给她一个明确的做手术的理由，在产后2个月，她没有办法面对她的宝宝，甚至不愿意抱她的宝宝。第二次怀孕时她很害怕两点：一是如果这胎顺产，是不是风险很大；二是如果这胎再做手术，会不会发生手术的高风险并发症。整个孕期我了解到她想顺产，就与她和她丈夫一起制订了孕期计划和分娩计划，包括孕期营养、体重管理、孕期运动、母婴联结、分娩陪产技巧训练等。整个生育期间因为有我和她老公一直的陪伴和支持，她越来越放松，非常顺利地度过了孕期。分娩时我和她老公一起陪产，实现了她想要的分娩愿望——安全放松的分娩经历。产后她坚持母乳喂养，也很顺利，这一次分娩计划的完美实现，迭代了上一次的分娩经历，也让她慢慢从上一次的分娩创伤中走了出来。

——叶冉冉，就职于深圳市妇幼保健院

尽管生育教育者会鼓励更多的女性学习了解自己的身体，也主张用更自然的方式分娩，但对于分娩而言并没有一种绝对正确的方法，因此在与女性和家庭工作的过程中，也需要努力引导每个女性找到适合自己的方法。生育教育者会鼓励每个家庭准备自己的分娩计划，与产房助产士一样，致力让女性在分娩过程中尽可能拥有好的体验。在我国，很多的助产士都有生育教育的身份。

（3）营养指导师

一旦孕期体重超标或是患了妊娠糖尿病。准妈妈通常会被建议进行专门的妊娠营养控制，否则不仅影响胎儿的健康结局，妊娠合并糖尿病的准妈妈还很容易处于焦虑状态中，因此这个环节的干预尤其重要。在医院负责这个环节的专业人员大部分是临床营养师，主要从事与疾病有关的营养工作，为患者制定合理的膳食方案，设计适合不同患者的食谱等。

　　产褥期是女性身体最虚弱的时候，常常也被称为"补身体"的好时间。在这个阶段我基于她们的身体状态制定产褥期的专属餐单，确保提供全面均衡的营养。这不仅有助于新妈妈身体的恢复，也对母乳喂养、宝宝的健康发育起到积极的影响。

——徐佳，孕期营养师

　　围产期的营养不仅是一门学科，更是反映了生育周期的母胎、母婴健康状态的重要衡量标准：备孕的营养调整决定了夫妻双方的精卵细胞的质量和受孕结果；孕期的营养指标关联整个妊娠阶段母亲和胎儿双方的身体健康，同时会明确影响分娩结果；产后母亲的身心恢复、喂养体验以及婴儿的成长发育都离不开均衡营养和科学的指导。每一个细节又都会影响孕期和产后母亲的情绪波动，食物的摄入在微观层面上会直接影响我们的情绪反应。因此营养心理学也已经成为一门新兴的学科。

　　中国文化历来非常重视生育阶段的营养饮食，有相当多的营养师会为生育阶段的母亲和家庭提供持续和更细致的服务，比如在孕妇学校有营养老师提供孕期营养的课程和相关信息；在月子会所有产后的营养师根据客户的需求提供不同风格的营养调理餐单；对于婴幼儿群体也有营养师提供针对性的解决方案。在中国近一半孕妇体重超标的现状之下，在孕产阶段获得正确有效的营养指导也是非常重要的一种生理健康支持，更是心理健康的重要指标。总之，围产期的营养指导对母亲和胎儿、婴儿身心健康方面有着不可忽视的意义。

有一位高龄初产妈妈，月子期间食欲不佳、便秘、睡眠差、贫血、泌乳少无法纯母乳喂养，被身体疲累和不佳心情困扰，逐渐与家人为小事计较、猜忌、争吵，甚至情绪失控，对育儿失去信心……当我以中医营养顾问和生育心理干预者的身份与她深度沟通并进行相关测评之后，发现父母遗传、个人求学经历、工作压力等是造成生活方式不健康、饮食不规律、抑郁情绪无法缓解的原因，并已经深深地影响到她的身心健康，甚至会波及宝宝的成长。

在我详细分析利弊后，得到了她的信任，遂为她量身制定了一套营养指导方案，包括饮食起居、运动健身、情绪调理、中医体质调养等，特别制定了个性化的中医养生汤饮（选用重在补血理气的中药经方四物汤加甘麦大枣汤）中的药食同源食材，如黄芪、大枣、炙甘草等，搭配童子鸡、牛肉煲汤，给予精心调理，在她的积极配合下，身体和情绪很快就有明显好转。

——何其勤，营养指导师

（4）母婴联结指导师

母婴联结也可以理解为产前联结（prenatal bonding），这是在 20 世纪 90 年代初，由一位名为杰诺·拉菲（Jenoe Raffai）的医生，基于临床实践开发出的一套从产前开始针对孕妇及其家庭的支持方法。产前联结的支持不是心理治疗，而是作为一种健康促进的过程和方法，帮助母亲与未出生的胎儿建立更深层次的情感关系，促进母亲身份的发展。不仅能够对胎儿的身心产生积极的影响，还可以对母亲在围产期的身心问题进行有效预防，比如降低分娩创伤、产后抑郁症的发生以及促进母乳喂养等。这一套方式适用于怀孕、分娩和产后的专业支持应用系统。该方法对妊娠和分娩以及儿童个性的发展有着深远的影响。

胎宝贝在母亲的子宫里完成视、听、味、触、嗅、觉的发育，孕妈妈们在孕期给胎宝贝"刺激"，胎宝贝就会发育得更好、更健康。孕期准妈妈与胎宝贝多互动，对日后进入母亲角色也是很好地融入，也可以减少产后抑郁的发病率。每次看到准爸爸准妈妈课后或者咨询后露出的微笑，听到新手爸爸妈妈如释重负的感叹，我都感受到满满的爱，特别幸福。

——孙克凤，就职于深圳市南山区妇幼保健院

母婴联结常常令我们感觉不可思议。一位孕妈妈来塞水囊催产，宝宝的胎动一直非常频繁，孕妈妈很焦虑。我跟孕妈妈聊天，摸着她的肚子，感受到宝宝的不安，我对着肚子 说："宝宝乖，妈妈很安全，如果你不愿意妈妈塞水囊，想自己发动那你就继续踢几下。"他真的踢了3下肚子，我又告诉妈妈，宝宝也许心疼你，我们不塞了，你回去多跟宝宝说话，告诉他你准备好了，今晚给机会让他自己发动。第二天，孕妈妈自然破水，自然宫缩，最后顺产得很好。妈妈生完就告诉我，宝宝真的很心疼她，非常感激这次的经历。而我的职责就是做个爱的守护者，也是爱的传递者，守护母婴安全的同时，更能从内心拉近母亲与宝宝的距离，让最熟悉的陌生人成为最佳拍档，完成最初的生命延续。

——钱蕾，就职于南京市妇幼保健院

母亲在孕期与腹中的胎儿的联结从产前一直持续到产后。在产前与胎儿有良好互动的母亲在产后也能够在很大程度上与小婴儿建立良性互动关系，正确和及时地建立依恋关系，这对一个孩子终生的身心健康都有着重要的意义，这也是产前和围产期心理学领域中非常重要的概念和干预技

术，每一位产前和围产期心理健康教育者（PPNE）都会学习。

产前联结的技术基于充分的医学循证，从胎儿的感官发育、大脑和神经系统发育以及心理发育进行核心方法的建构，根据母亲孕程的进展和胎儿的状态，提供对各阶段胎儿发育的支持，引领母亲感受胎儿的个体需要，提前预知孕产阶段的风险，通过艺术化的表达与胎儿进行丰富的情感交流。

　　对我来说，成为一名母婴联结指导师并非只是一份工作，而是一种使命，一种向所有的新妈妈展示她们内在力量、帮助她们和她们的宝宝建立深厚联结的使命。

　　母婴联结指导可以从新的角度和方式帮助新妈妈们更好地与新生儿建立紧密的联系。母婴联结指导师的使命是以尊重、爱和包容的态度，全力支持每一位新妈妈和新生儿，让她们的母婴关系从一开始就充满爱与快乐。

——温雪恒，就职于深圳市福田区妇幼保健院

（5）孕产运动教练

在 20 世纪七八十年代，从席卷全球的健康和健身革命开始，越来越多的人开始关注孕期女性的运动，孕妇是否能够运动，运动是否安全，怎样的运动更好……这些问题促发了美国俄亥俄州一位名叫克拉普（James F. Clapp）的医生成为最早深入研究这一主题的人。他从研究运动对怀孕的母羊的影响开始步步深入到对怀孕女性的影响，最终出版了一部对孕期运动领域有开创性意义的专著《孕期锻炼》（*Exercising Through Your Pregnancy*）。

如今，美国妇产科学会（American College of Obstetricians and Gynecologists，ACOG）向全球的孕期女性主张，孕期瑜伽、普拉提、舞蹈以及慢跑等有氧运动对无禁忌证的孕妇和胎儿都是安全的。大量的研究支

持，孕期持续进行低到中强度的运动，可以促进血液循环和心肺功能，消除水肿，对便秘、疼痛、失眠以及妊娠糖尿病等均有良好控制作用。除此之外，孕期运动对于女性抑郁的干预效果比药物治疗更安全。孕期母亲运动还能降低巨大儿分娩率，提供自然分娩概率，对婴儿出生后的智力发展也有良好促进作用。

伴随着孕期运动的普及，越来越多的孕期女性开始选择孕期运动，为了保证处于孕期的母亲和胎儿的健康，孕产运动教练也就应运而生，她们通常接受过专业、严谨的系统学习，学习的内容涵盖运动心理学、运动康复学以及产科学、营养学和内分泌学等重要的学科，将安全运动与孕产阶段的母胎健康相结合，通过科学合理地运动减少机能损伤，健康享受怀孕的过程，并帮助她们在分娩后尽快恢复身体功能。

在线下教学中，通过调研我发现很多妈妈希望获得丰富的孕期运动选择，我对孕期运动形式进行了创新，开发了孕期的舞韵、健身操、疼痛缓解的球操和按摩课程，还通过专门学习，将中国传统的养生功五禽戏和八段锦带入了孕期运动胎教中，提倡针对孕期进行体重、情绪、饮食、疼痛、睡眠整体管理。以一系列专业的孕期运动评估工具，保障每位妈妈都能在孕期安全地运动。

——马一金，孕产运动教练

（6）分娩导乐师

导乐一词是由"doula"音译而来，原意为"女性照顾女性"。目的是陪伴正处于"成为新母亲"的女性度过脆弱且压力重重的孕产阶段。这些有经验的女性用自己过去的知识、经验、善良和熟练的技能来支持其他女性和她的伴侣。

最早的导乐专业组织是北美的 DONA 和分娩教育工作者协会（ALACE）、分娩和产后专业协会（CAPPA）。自 19 世纪 90 年代，我国的部分医院也开始引进"导乐陪伴分娩服务"模式，在分娩阶段给予产妇在生理上、心理上、情感上的支持，帮助和鼓励产妇建立起分娩信心。中国妇幼保健协会的组织成员以及各地区有经验的助产士也都以"为产妇提供更好的分娩体验"为目标，纷纷在全国范围内全面开展和推广各类形式的"导乐分娩"项目。如今，很多的专业助产士都具有导乐的训练背景，能够在分娩阶段全程陪伴产妇。

我曾遇到过一位 40 多岁的二胎高龄妈妈，孕 36 周，胎儿臀位，曾经的手术经历让她不想剖宫产，特别想自然分娩，找到我来进行孕期胎位调整。我全面评估了她和宝宝的情况后为她制订了相应的调整计划，一周后宝宝顺利地转为头位。因此，她和她的爱人对我产生了极大的信任，一再邀请我作为她分娩时的导乐助产士。在她临产时我全程为她导乐，高龄、巨大胎儿成了她分娩路上的"拦路虎"，其间我根据她每个产程阶段、她的身体情况、宝宝的情况，给予她不同的帮助，如音乐镇痛、催眠、抚触按摩、变换自由体位等。当她进入第二产程，在用力的过程中，因为胎儿大，让她的情绪出现反复波动，我和她的爱人始终陪伴在她身边，她的每一次用力，我们都给予不断的肯定和鼓励，并根据她的情况及时予以干预、调整。经过我们共同的努力，宝宝顺利出生。

——吴焱，就职于湖南省职业病防治院妇产中心

导乐会在产妇临产前与产妇及其伴侣见面和会谈，以了解他们并确定他们将如何合作，在会谈过程中，熟悉产妇以及伴侣的分娩计划，同时会

讨论在分娩过程中希望导乐提供的具体支持，以及如何支持伴侣一起为产妇提供支持。对于一些经验丰富的导乐，还可能会在产后提供其他的服务，例如母乳喂养咨询、按摩治疗、产后护理等。在分娩过程中，导乐将根据与产妇讨论的需求和共同讨论的分娩计划提供相应的支持，通过专业的陪伴减少产妇面临分娩时的恐惧和焦虑。导乐会鼓励和引导女性和她的伴侣，应对以及缓解分娩过程中的疼痛感，也会更高效地在分娩中提供适当的信息。

越来越多的研究都指向导乐在分娩过程中的存在与良好的产后结果相关，如产后抑郁减少，对婴儿的评价更积极，母乳喂养更多，对分娩体验的满意度更高，自尊增强。另外，导乐在很大程度上有助于女性有效地降低分娩创伤的发生，为分娩中的母亲提供她所需要的情感需求，减少了产妇的痛苦和焦虑，减少了长时间分娩的相关影响，并改善了产妇和新生儿的分娩结局。

刚工作时，我认为助产士只要会接生操作就可以。当自己经历分娩后，我的想法发生了变化，尽管我是一名助产士也熟悉分娩的基本知识，但我需要陪伴、支持和照护，也会害怕。后来回到产房工作，面对分娩的准妈妈时我能共情，我知道产妇的需求，每次她们需要帮忙，我会马上回应，用正面的话语鼓励产妇，指导产妇正确地呼吸放松，用一些按摩的手法减轻宫缩时带来的不适，协助她们进食，握着她们的手给她们力量。

——江丽金，就职于深圳市妇幼保健院

（7）母乳喂养指导师

母乳喂养对促进母婴身心健康有着长远且深刻的意义，这一点毋庸置疑。不能回避的现实是，当一位母亲完成分娩，对她最大的挑战之一就是母乳喂养。一位母亲对母乳喂养的信念、方法、技巧以及过程调整、母婴的饮食和健康状态都在不同程度上决定了母乳喂养的不同体验。研究发现，母乳喂养的意愿、体验都与喂养结局高度相关，不仅影响婴儿生理和情感上的发育，更与母亲的产后抑郁症密切相关。

为了支持更多的母亲和婴儿能够达成母乳喂养，响应母亲对专业母乳喂养护理的需求和要求，一个新的职业也就应运而生了：母乳喂养指导师或泌乳顾问。在 20 世纪 70 年代和 80 年代，一家名为国际哺乳顾问审查委员会（IBLCE）的机构在 1985 年建立了国际委员会认证哺乳顾问 IBCLC 认证计划。该专业人员的中文认证项目在 2014 年落地上海。

我曾经遇到过一位刚完成分娩的妈妈，当时我将宝宝抱入她怀里准备给予皮肤接触，但她委婉地拒绝了，眼睛里充满了泪水并用衣服将胸部裹得很紧，我猜到了妈妈拒绝的原因。大概 2 个小时后，她的丈夫回家拿东西时我又去到产妇床边，尝试和妈妈沟通，最终建立信任后她才告诉我，自己的胸部及乳房被严重烧伤。基于建立的信任，她不仅接受了我的查体以及后续给出一套促进泌乳措施，最终让一位经历生活磨难的妈妈获得了与宝宝最亲密的互动。通过相应的泌乳措施、理疗及中医穴位按摩的干预后，这位妈妈在分娩第三天实现了纯母乳喂养。随访时她的喂养很顺利。

——胡凤欣，就职于香港大学深圳医院产科

在国内，中国妇幼保健协会的岗位（职业）培训基地，也会组织资深的临床一线医疗和护理领域的工作者进行母乳喂养指导的专业培训，基于医护人员的专业身份和工作环境，为有意愿进行母乳喂养的妈妈们提供母乳喂养的指导，她们通常能够在产妇分娩后的黄金哺乳时间就可以陪伴在产妇身边，提供高效的支持。

无论是母乳喂养指导师还是泌乳顾问，通常是指在母乳喂养的各个方面受过专业培训和经验丰富的女性，她们可能是临床医生、护士、生育教育者、产后康复师或是有成功母乳喂养经验的女性。她们不仅拥有母乳喂养对婴儿和母亲有益的丰富知识，也了解其生理机制和情感方面的意义。她们还是纠正母乳实践过程中的问题和挑战的专家，如果不解决这些问题和挑战，有可能妨碍母亲们在母乳喂养之路上的成功和持续。也正是基于她们扎实的理论知识、实践技能和丰富经验，尽可能站在母亲的角度支持她找到解决母乳喂养问题的最佳方法，甚至会支持决定不再喂养母乳的母亲，提供断乳支持。

　　一位是来自外地的产后 50 几天的妈妈，宝宝因为先天性心脏病需要急诊手术治疗，妈妈因为每天吸奶的奶量急剧减少来母乳喂养门诊咨询。通过现场的评估，可以看到妈妈非常紧张害怕，而且宝宝存在隐形腭裂，喂养有些困难，宝宝手术后和妈妈分开，妈妈非常担心宝宝的情况。而妈妈的奶量也在宝宝住院的第 2 天里逐渐下降，每天的奶量从 800 毫升减到 500 毫升甚至 250 毫升。

奶量的减少与妈妈紧张的情绪有极大的关系，只有让她在心理上放松，才有机会让她保持良好的母乳喂养状态，给正在治疗中的宝宝提供更稳定的情感和身体恢复的支持。我向她表达对她心情的理解，也持续地鼓励她可以继续挤奶，同时联系了心脏监护室，了解了宝宝的情况。宝宝手术后情况稳定，监护室护士们给宝宝喂妈妈挤出的母乳，妈妈听完后好像深深地松了一口气，最后妈妈满意地离开诊室。通过后续的随访得知，妈妈的奶量又恢复了正常，而且宝宝手术后恢复良好，回家后能够实现纯母乳喂养，体重追赶增长良好。

——殷彩欣，就职于广州市妇女儿童医疗中心

（8）产后康复师

对于分娩后的女性身体，若按临床医学评估，重要器官复旧的时间需要6周左右。但让妈妈们"自我感觉完全恢复"的时间跨度，常常会因为个人的恢复需求和恢复目标而存在较大差异。数据显示，生育后的女性约有三成在经历不同程度的产后身体和器官的损伤，会直接影响产后生活质量，甚至会降低其自尊、自信继而危害到心理健康。

如今的产后康复护理已经被全面产业链化，各种培训机构会设计各种职业名称，结果就是不同的名称对应的工作方式也很不相同：有在产褥期只照顾妈妈的月嫂，也有专门负责照护宝宝的育婴护理师，还有专门提供促进身体恢复的产后康复师……从该领域的资深从业者处了解到，上述执业者的文化素质、学历背景、专业技能和工作经验参差不齐。因此，产后的家庭需要按需选择，并提前面试进行专业度的甄别。另外，产后康复护理的专业场景也存在于我们的身边，比如医院有专门设置的产后康复中心，月子会所也有产后康复的服务，市场上随处可见的独立或连锁品牌的产后康复机构，甚至有的健身房也会提供一些相关服务。

从几十年前只管产妇饮食起居的月子里的照护者，到如今的产后康复护理师，其专业身份和专业技能也更为科学和全面，涉及产后形体、器官、肌肉、骨骼以及心理等几大方面的康复指标。因此对于专业受训的人员，不仅要有相关的医学知识，还需要了解运动康复、营养学、心理学等相关知识。最终能针对每个产后母亲的个性化需求，制定一个完整的体检、评估、解决方案，治疗安排、动态过程监测和其他干预措施的流程，甚至针对用户的偏好提供中西医结合的物理治疗等。产后康复师除用设

备、手法和先进技术为产后妈妈们提供支持外，还需要有一定的能力为她们的自我护理提供相关的知识，比如如何正确地锻炼腹肌，如何预防盆底肌肉松弛，如何改善产后便秘等。

产后新手妈妈通过获得这些实用的方法和技巧，获得照顾自己身体的能力，也能尽快恢复对身体的自信，改善产后身心生活的质量。对于产后新手妈妈而言，身边有专业人士的支持，建立新的人际关系，的确可以在一定程度上降低产后心理问题的发生。

一位新手妈妈，产后第十天患上严重抑郁症，用药治疗被迫终止了母乳喂养。二胎怀孕 6 个多月时，她和先生过来找我，想让我帮助她从分娩后就开始做康复，他们的诉求是这次产后不发生抑郁、宝宝有母乳吃、预防产后漏尿。当时母乳喂养和产后预防漏尿的康复技术已经很成熟了，而如何预防产后抑郁，我却一点经验都没有，向他们说明情况后，让我没想到的是他们坚信我的康复技术能帮助到她。面对夫妇的恳求与信任，我答应下来，开始为处于孕期的他们提供心理支持。

经过三个月的努力，同时不断地打磨技术，她分娩后 2 个小时开始介入康复，宝宝纯母乳喂养，没有漏尿，同时产后疼痛与疲劳也得到缓解。通过体重管理，出了月子体重恢复到孕前，也没有抑郁。这位妈妈感谢我让她二胎后发生蜕变，而她的变化让我感到整体康复的重要性，真正实现了孕产期从身体—生理—心理的整体康复。

——顾红，产后康复师

（9）母婴睡眠咨询指导

睡眠问题在全球范围内成为新的健康焦点，无论是成人还是婴幼儿都可能存在不同程度的睡眠障碍，涉及睡眠质量、睡眠时间或睡眠习惯等不同方面。在围产期心理健康的研究中，母亲在孕前、孕期以及产后的睡眠问题是需要高度关注的健康指标。在备孕阶段，睡眠与内分泌系统的健康息息相关，可能会直接影响受孕结果；而孕期的睡眠不足或睡眠障碍可能导致妊娠以及分娩并发症；在产后的母婴睡眠问题不仅会成为母亲产后抑郁症的促发因素，还会阻碍新生儿及婴儿身心健康以及大脑发育。

20世纪，一类专业人士被称为睡眠咨询师（sleep consultant 或 sleep coach），从成人睡眠问题的关注逐步过渡到围产期母婴睡眠问题的解决，并且有为数不多的培训和认证系统。其中较为知名的是国际育儿与健康研究院（The International Parenting and Health Institute，IPHI），该机构于2009年成立于美国，其官网的介绍为：以循证科学为基石，以培养专业孕产育儿专家为核心的综合性教育组织。该机构提供的母婴睡眠咨询认证（Holistic Pregnancy and Child Sleep Consultant）项目，目前在包括中国在内的60余个国家落地。

由于母婴睡眠指导是关乎妈妈和宝宝两人的复合型咨询指导，见面咨询常常是最有效的，一方面，可以为妈妈和其他的家人科普婴幼儿睡眠系统的知识；另一方面，还能教妈妈读懂自己宝宝大部分的身体语言。这是一项有挑战又有爱的母婴陪伴服务，所以，我常常穿梭在珠三角各个城市，进入500多个家庭为妈妈和宝宝们解决睡眠问题。

——李滢，母婴睡眠指导师

我国自2010年前后，由不同的机构先后在广东省、福建省引入母婴睡眠咨询的认证培训项目，2022年美国IPHI的睡眠咨询培训项目落地辽宁，在中国继续开展专业母婴睡眠咨询人士的培养，通过统一在线学习平台，保留原有英文项目所提供的睡眠科学、睡眠基础、营养学、心理免疫学、母乳喂养及多流派睡眠理论等线上教学，在接轨国际化学习模式的同时结合中国本土化行业国情，让更多的中国母亲也能够在孕期和产后获得更为及时的睡眠支持。

该专业系统会通过线上和线下的服务为家庭提供一对一的咨询或进行 14 天的视频跟踪服务。选择学习该项目的人群与本章其他专业支持者的组成非常类似，涵盖儿科医生、护士、新生儿护理专业人员、社工、导乐、心理咨询师和母乳指导师等母婴行业从业人员，甚至包括在该服务中受益的父母们。

（10）围产期心理咨询师

心理咨询师是指通过系统地学习心理学相关知识，遵循心理学原则和伦理，以科学有效的心理咨询技术与方法，帮助求助者解除心理问题的专业人员。通常心理咨询师工作的主要对象都属于健康人群，他们可能因为各种压力而导致了不同程度的焦虑、抑郁等各类适应问题。一旦在咨询中发现了严重的心理问题或是精神病性的问题时，预示着可能需要更深入和系统的心理治疗，甚至需要精神科医生的介入。

我国自 2015 年开始，连续出台多个重点文件关注生育阶段女性的心理健康，在新发布的《"健康中国 2030"规划纲要》和《中国妇女发展纲要（2020—2030 年）》中，都将围产期女性心理健康护理提到了前所未有的高度。越来越多的医院和健康机构都开始关注产前和产后对女性心理障碍的筛查、诊断、干预和治疗。

为围产期人群提供服务的心理咨询师，尽管在咨询服务的流程和设置上并没有太大差异。但在专业学习背景和具体支持内容上会有明确的不同。在美国《精神病诊断手册》中，对围产期的时间定义是从妊娠开始到产后一年。因此，无论是从医学还是心理学视角，这些重要的阶段所涉及的生理、心理变化都是异常丰富和复杂的。更重要的是，还存在一些特殊的生活事件，导致不同的压力反应，继而又会影响受孕、妊娠和分娩的过程和结局。因此，围产期心理健康领域的学者也提出：擅长处理焦虑和抑郁的咨询师不意味着能处理好围产期问题。换言之，想成为擅长处理围产期心理问题的咨询师，也需要长期进行专业学习、临床实践和专业督导。

在向围产期人群提供心理咨询服务的时候，需要针对他们所在周期以及面临的压力事件提供针对性的解决方案，提供更适合围产期人群的专项心理测评服务，以及不同主题的心理健康教育内容和形式，更重要的是，在提供方案时非常需要关注个体的医疗诊断和其他病理信息进行综合评估，以保证围产期的母胎、母婴身心健康的安全。

一位来访者被贴着高龄高危的标签，在快 40 岁的时候生下孩子，原来是职场精英做事麻利的她，面对那么柔软又不会说话的宝贝，变得非常敏感，生怕自己哪里做得不好伤着孩子，又怕做得太足惯坏孩子，更怕未来几年因照顾孩子离开职场和社会脱节被迫提前"退休"……通过一段时间的心理咨询，她终于体悟到：人并不是生而强大，为母未必变得刚强，是时候挣脱开原生家庭的心理束缚，先接纳自己的脆弱，允许不确定性的发生，从适应中成长蜕变。这位妈妈放下内心的纠结，全心全意与孩子一起共同度过了美好的几年时光，并培养了多种兴趣爱好。

——黄智敏，围产期心理咨询师

在医院的心理门诊中，我会先为她们进行测评，对于一些有高风险因素的准妈妈们，会建议她做相应的咨询。也会发现，尽管她们是以心慌、头痛、头晕、睡眠障碍、疲乏无力、烦躁等症状来到门诊，但在与她们交谈后，我看到在她们的症状背后，并不全是激素水平变化造成的，而意外怀孕是导致孕期抑郁焦虑的重要因素。

每个人的原生家庭、成长经历、认知模式、内外压力、遇到的创伤、人生的体验都不同，所以，交流过程中，也绝对不是用简单的几句话"不要多想，出去走走就好了，没什么大事儿"来回应和解决的。更多的时候，我会在有限的时间内，帮助她们梳理内心的冲突，表达隐藏或压抑的情绪，看见现在的自己正在发生什么，然后才是慢慢发生变化、成长的开始。

——王莹，就职于邯郸市永年区妇幼保健院

（11）围产期哀伤辅导师

哀伤是指因为任何的丧失而引发哀伤情绪的体验，既是一种状态也是一个过程。在医疗环境中，医生并不一定能具备相关的专业知识，因此，在病患离世时，无法提供及时、专业的哀伤辅导。在围产期也有特定的生命丧失体验，包括流产、新生儿死亡、宫内胎儿死亡和死胎等，这对于每一个正在孕育新生命的家庭而言都是巨大的打击和悲痛。

与生活中其他生命的离开不同，胎儿或新生儿的死亡引起的悲痛反应有许多独特的方面，甚至在一些文化中是不被认可的，因此在提供专业支持的时候就需要注意和考虑很多额外问题。哀伤辅导或者哀伤咨询就是这一时刻的重要支持系统——在事前、事中以及事后各阶段提供心理和情感支持，将能够有效地陪伴和协助当事人和家庭处理好哀伤反应，在合适的时间内进行对生命逝去的悲伤和哀悼，从而逐渐恢复正常的生活。在关于哀伤心理干预有效性的研究中已经明确，专业的哀伤辅导和支持是处理丧失的重要途径，并且可以减轻丧亲之后心理及生理上的痛苦。

据不完全统计显示，临床中由各种原因引起的自然流产、死胎或胎儿发育异常的比例占 50%。在怀孕过程中，从迎接新生命的准备到突然要面对生命的失去，无疑对于一位准备好做母亲的妈妈而言打击巨大，也更可能导致家庭的冲突。如何陪伴这些在经历妊娠丢失的母亲度过这个特殊阶段是每个助产士都需要面对的挑战。

刘女士，孕 18 周检查时发现宫内死胎。引产时出现胎儿横位、小孕周、死胎都不是剖宫产指证，医生的诊疗方案是可以先试产，刘女士签字选择了阴道分娩。胎儿横位加上子宫收缩不协调，她待产近 20 小时，宫口扩张缓慢，胎儿一直卡在骨盆入口没有下降。胎儿丢失的悲伤、长时间宫缩疼痛的折腾和未知的分娩结局让刘女士身心疲惫。为避免时间过长引起子宫破裂等并发症，医生跟她再次签字继续试产 2 小时，如果产程没有进展，建议剖宫取胎结束分娩。签字后刘女士情绪失控，号啕大哭，可以从她的哭声中听到绝望。寻着哭声我来到她的身边，安静陪伴待她哭完，我表明了自己的身份和来意，轻轻拍着她的肩膀说："我知道你努力了，坚持了很久，辛苦了。"她低着头说："我究竟做错了什么，上天跟我开这么大的玩笑……我们一家都很期待这个孩子，姐姐也很期待有个小弟弟或小妹妹，我觉得自己现在什么都不是，姑娘（南方患者对护士姐姐的称呼），我会死吗？我的宝宝一直都横在里面不下去，医生说我只能再等 2 小时。"听完刘女士的倾诉，我的心揪住了，详细评估后，我提出了愿意陪她等待并再尝试一次的想法，她同意了。根据情况我制定了家属陪产和使用分娩球自由体位待产方案。刘女士的丈夫进入产房前我单独跟他交流了产妇现在的身体和心理状况，需要他理解并积极参与产程。丈夫的陪伴给她注入了强大的心理能量，在我和丈夫的陪伴鼓励下，刘女士的自我效能感越来越好，情绪慢慢平复，呼吸稳了，身体放松了，坐在分娩球上摇摆骨盆。经过1个多小时的努力，奇迹发生了，刘女士出现了便意感，胎方位调整过来了，最终顺利分娩。

——梁燕嫦，就职于中山市妇幼保健院

经过专业培训的围产期哀伤辅导师，会配合医疗团队更好地支持家庭解决他们所面临的困难，并提供有意义的情感支持。帮助他们，理解他们的感受，以及失去婴儿或胎儿对他们和家庭意味着什么。在支持过程中，会鼓励家庭成员可以公开地哀悼逝去的生命，完成正常的悲痛过程，甚至还可以提供不同的仪式和纪念，以促进经历痛苦的母亲和整个家庭都能从失去中逐渐回归健康。目前在我国，有部分医院已经专门配备了为妊娠丢失的家庭提供哀伤护理的团队，从产前诊断环节就有机会开始干预，并在事件发生时和发生后，提供连续性的护理服务，为家庭提供拍照、纪念以及产后跟踪回访。我基于系统的学习和培训以及丰富的临床实践经验，也常年为医院以及相关岗位的医护人员提供专业的妊娠丢失哀伤护理培训。

练习 13：与专业支持者谈话的蓝本

处于孕期或产后的你，无论在何时何地都有可能接触到丰富的宣传信息，也许是产检室外等待的长椅上，或是孕妇学校老师的推荐，甚至有些医院会直接提供院内的一系列配套服务。无论从哪个渠道获得的信息，都需要进一步地甄别和筛选。

作为消费者，你有权通过前期充分的沟通，了解她们的工作方式并最终选择一个令你感觉信任的人，说明你的支持需要，并获得对方及时、专业和有效的服务。在选择支持者时，可以参考下列问题，甚至添加你想知道的其他信息。无论通过电话、面对面或是视频交流都适用。

第一部分：了解服务者的专业背景和资质

千万别不好意思开口问，要记住，这不仅是你的权利，更是你对自己负责。作为一个进行过专业受训的支持者，向用户提供相关信息是专业职责的一部分。

1. 你和哪家医疗机构合作过，你在哪家医院工作？

2. 你所属的机构的具体信息是什么？（成立时间、人员数量、专业资质等）

3. 你受过什么训练？你有专业认证吗？认证机构的专业背景怎么样？

4. 是否可以提供你的专业证书复印件？

5. 在这个领域中，你的从业时间有多久了？有多少成功案例？

6. 你是否有支持的团队，万一你不在，还可以找到谁来帮助我？

7. 你是否愿意让我与你服务过的客户交流，了解她们对你的评价？

第二部分：了解服务的具体内容

这是非常重要的内容，关乎双方的权益和体验。通过充分的交流和清晰的介绍，你有机会对不同专业人员的服务细节和价值进行评估。通常训练有素的资深专业人士，会对以下内容有充分的准备、工具以及针对性的解决方案。

1. 你提供的专业服务范围都包括哪些？

2. 你是否可以与我讨论并制订 ×× 相关的计划？会以什么形式呈现？

3. 你的服务时长和频率是怎样的？

4. 你的费用是多少？是否有优惠？如何支付？如果需求临时变化，费用是否可以退还？

5. 你的服务是课程形式还是咨询形式？不同形式需要的具体时长是多久？

6. 你的服务支持什么样的场景？

> 线下：面对面，一对一还是一对多？

> 线上：电话、电子邮件、视频、短信？

> 线上 + 线下：可以根据需求灵活变化吗？

7. 在提供服务的过程中，会有什么形式的跟进方式吗？

> 提供学习资源，具体什么样？（音频 / 视频 / 纸质 / 网页）

> 布置作业（会检查吗）。

> 电话回访（时间和频率）。

8. 我和家人在日常可以给你打电话询问你一些问题吗？

第三部分：了解专业价值观

价值观无须评价好坏，但会决定我们的思考和交流方式以及决策重点。也在很大程度会影响共同工作的感受和效果。你可以发问，也可以去觉察，一定会得到你想要的信息。

1. 你在服务中扮演的角色或行使的责任是什么？

2. 你就这个专业工作的理念和原则是什么？

3. 你支持父母积极参与自我决策还是需要依靠专业人士做出决定？

4. 你是否了解不同解决方案的风险，并能够基于个人因素进行权衡？

第四部分：相信你的直觉

无论你是自己或是与伴侣共同与专业人员见面和交流，都不建议当即下决定。请特别注意你和伴侣的直觉，它将帮助你做出更为正确的决定。

请问自己如下的问题：

➢ 她让你感觉到善良、热情和信任吗？

➢ 她的知识渊博吗？

➢ 你习惯于她的沟通方式吗？

➢ 她善于倾听你吗？

➢ 你和她在一起感觉舒服吗？

➢ 如果你选择了她，你自己会满意吗？

如果你确定要使用这项专业服务，务必要多咨询几位专业人员，直到找到适合你的。

后　记

在本书第三次校对时，我脑海中出现一个有趣的意象。

这个意象是：当我从备孕、怀孕、分娩、产后等章节一口气读完，走了一个大通关，感觉自己就是一位刚刚经历了一两年升级打怪筋疲力尽做了"母亲"的新妈妈。

写作的这一年多，过程和内容是无比丰盛和滋养的，随着章节内容在时间轴上的推进，文字的主旋律越来越全面地展示了一位女性从身体到内心最终成长为母亲的变化，也展示了一个新生命经历了从父母内心的期待到被真实怀抱所欢迎的路径。

作为写作者的我，是孤独且幸福的。大量的时间都是伴随着键盘"哒哒哒"的敲击声，如同将一串串的密码嵌进了字里行间：我的理性与感性、我的爱与悲伤，以及我的生命与岁月——这无疑是对这项事业的热爱再一次燃烧和显化的时刻，甚至完全可以理解和比喻为是一次有准备的孕育和分娩。

所以，我的告别词是：感谢亲爱的你，在一些独处的时光中，与我相互陪伴到这里。

无论你是谁，年龄多大，生活在哪里，身份如何……当你选择成为一位妈妈时，我在心里认为你实在是非常了不起的。我深知，每个"了不起"的背后，都藏着你的隐忍、坚持、无数失眠的夜和身体无数次的痛——这一切都绝不会因为你是妈妈，就要被忽略。

也是因为你成为一位妈妈，令我眼中的你拥有很多独一无二的人生精彩的体验：有孕育的风险、有生育的压力、有养育的辛苦，更有教育的焦虑——这一切也绝不会因为你是妈妈，就变得理所当然。

更因为你是一位妈妈，让我感到你的笑容和眼神中流动着更多的柔软和关切，你的行为和语言中也体现了更多的共情和宽容，你的情感乃至整个人都充满着弹性与无限可能。此刻，我真的愿意相信，是一个新生命将你的内在充分激活。

激活并不等于遗忘。

无论你是做了多久的妈妈，或者你是几个孩子的妈妈，请一定别忘记，妈妈的身份背后，你还终生拥有一个"孩子"的身份，也正是这个身份能够让我们持续获得生命的滋养：拥有不期而遇的惊喜，收获真诚有力的鼓励，享受饱含善意的感谢，以及充满正义感地去热爱、疼爱和珍爱自己。这令我们始终能够在内心满溢着丰盛和富足感，悄然无息地滋养宝贝、家人、挚友。

最后，我向阅读此书的读者表达我的感谢，也许你是一位即将或正在成为父亲的人，也许你与我一样服务于处于生育阶段的女性，也许你还有其他的身份：老师、咨询师、医生……总之，感谢你在生命中的一段时刻，停留在此。

我非常确定的是，这一定会是一本不那么完美的书；同时毋庸置疑的是，这也是一本我用尽当下心意和能力，想要传递出去的一份带着专业和敬畏之心的爱与关怀。如果你感受到了，那便是我的幸运。

祝福我们，每一位母亲，每一位宝贝，这一世皆能被彼此温柔地看见。

附录 1

妊娠压力量表

下面列出的是您在怀孕期间可能遇到会给您产生压力的情况，请根据实际情况选择一个答案，并在相应的数字上打"√"。

"0"表示这种情况不存在或完全没有给您造成压力。

"1"表示这种情况存在，给您造成低等程度压力。

"2"表示这种情况给您造成中等程度压力。

"3"表示此种情况给您造成重度压力。

"4"表示此种情况给您造成无法承受的压力。

内容	评分	0	1	2	3	4
1. 准备婴儿的衣服有困难						
2. 找一个满意的保姆有困难						
3. 选定坐月子的地方有困难						
4. 很难给孩子取名字						
5. 担心重要的他人不能接受孩子						
6. 给婴儿做身体检查有困难						
7. 担心有孩子之后自己被迫放弃工作						
8. 分娩期间不能安排好家务						
9. 担心得不到足够的心理支持						
10. 决定婴儿的喂养方式有困难						

内容	评分	0	1	2	3	4
11. 担心婴儿的性别不是期望的那样						
12. 担心影响性生活						
13. 担心孩子将来不招人喜欢						
14. 担心孩子将来的抚养问题						
15. 担心生孩子之后自由的时间会减少						
16. 担心孩子能否安全出生						
17. 担心婴儿不正常						
18. 担心自己分娩是否正常						
19. 担心早产						
20. 担心胎儿的体重						
21. 担心分娩可能会出现不正常的情况或剖宫产						
22. 担心分娩时医生不能及时赶到						
23. 害怕分娩时疼痛得厉害						
24. 担心自己体形改变						
25. 担心自己脸上出现妊娠斑						
26. 担心自己身体变得太胖						
27. 担心自己不能控制笨拙的身体						
28. 担心自己不能照顾好婴儿						
29. 担心有孩子之后会影响夫妻感情						
30. 担心不能给孩子提供良好的生活条件						

计分规则：0 为 1 分，依次递增，4 为 5 分，分值越高意味着压力越大。

附录 2

妊娠焦虑量表

请仔细阅读以下题目，每个题目 4 个答案，选出一个最能反映你过去 7 天感受的答案。

内容	评分	1	2	3	4
1. 你是否担心孩子的性别与家人的期望相反？		没有	偶尔	经常	一直
2. 你是否担心此次怀孕没有做好思想准备？		没有	偶尔	经常	一直
3. 你是否担心此次怀孕会影响你的工作？		没有	偶尔	经常	一直
4. 你是否担心怀孕生子导致自己体形改变？		没有	偶尔	经常	一直
5. 你是否担心怀孕使你对丈夫的吸引力减少？		没有	偶尔	经常	一直
6. 你是否担心此次怀孕会对家庭经济造成压力？		没有	偶尔	经常	一直
7. 你是否担心胎儿不健康（如畸形等）？		没有	偶尔	经常	一直
8. 你是否担心生的孩子智力有缺陷？		没有	偶尔	经常	一直
9. 你是否担心自己的饮食习惯会影响胎儿？		没有	偶尔	经常	一直
10. 你是否担心自己生病而影响胎儿（如感冒）？		没有	偶尔	经常	一直
11. 你是否担心分娩时疼痛？		没有	偶尔	经常	一直
12. 你是否担心分娩时发生难产？		没有	偶尔	经常	一直
13. 你是否担心以前的不良生活方式对本次妊娠有不良后果？		没有	偶尔	经常	一直

计分规则：1~4 分别代表没有焦虑、偶尔焦虑、经常焦虑和一直焦虑

附录 3

爱丁堡产后抑郁量表

请仔细阅读以下题目，每个题目 4 个答案，选出一个最能反映你过去 7 天感受的答案。

1. 我开心，也能看到事物有趣的一面。

   0 像以前一样

   1 不如以前多

   2 明显比以前少

   3 完全不能

2. 我对未来保持乐观态度。

   0 像以前一样

   1 不如以前多

   2 明显比以前少

   3 完全不能

3. 当事情出错时，我毫无必要责备我自己。

   3 大多数时候这样

   2 有时候这样

   1 很少这样

   0 从不这样

4. 我无缘无故感到焦虑和担心。

   0 从来没有

　　1 偶尔这样

　　2 有时候这样

　　3 经常这样

5. 我无缘无故感到惊慌和害怕。

　　3 经常这样

　　2 有时候这样

　　1 偶尔这样

　　0 从来没有

6. 事情发展到我无法应付的地步。

　　3 大多数时候都是

　　2 有时候会这样

　　1 很少这样

　　0 从不这样

7. 我因心情不好而影响睡眠。

　　3 大多数时候这样

　　2 有时候这样

　　1 偶尔这样

　　0 从不这样

8. 我感到难过和悲伤。

　　3 大多数时候这样

　　2 有时候这样

　　1 偶尔这样

　　0 从不这样

9. 我因心情不好而哭泣。

　　3 大多数时候这样

2 有时候这样

1 偶尔这样

0 从不这样

10. 我有伤害自己的想法。

3 大多数时候这样

2 有时候这样

1 偶尔这样

0 从不这样

评估及解决方案如下：

各项目为 0~3 分，总分 30 分。

总分 9 分以下，绝大多数为正常。

总分 10~12 分，可能为产后抑郁症高危人群，建议自行调整外需注意追踪，进行再次评估或找专科医师处理。

总分超过 13 分，可考虑为产后抑郁症，建议去综合医院精神科或精神类专科医院就诊。

注意：如果第 10 题除 0 以外有其他任何选项，都需要告知家人，并在一周后进行复诊。